職場の発達障害

ADHD編

〔監修〕太田晴久
昭和大学附属烏山病院
発達障害医療研究所

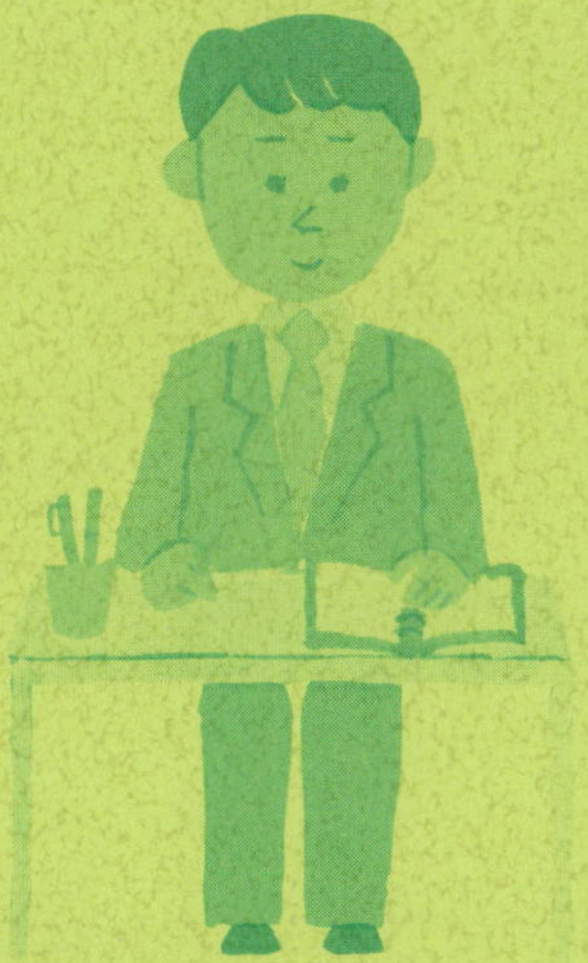

健康ライブラリー
スペシャル

講談社

まえがき

本書は、先に出版した『職場の発達障害　自閉スペクトラム症編』の続編ともいうべきＡＤＨＤ編です。

大人の発達障害というと、一般には、自閉スペクトラム症の特性を思い浮かべる人が多いようですが、ＡＤＨＤのある方のほうが数としてはむしろ多くいます。昭和大学附属烏山病院での大人の発達障害専門外来を受診してくるのは、近年、自閉スペクトラム症より、ＡＤＨＤの方のほうが多くなっています。

ＡＤＨＤといっても、児童精神科医のみているＡＤＨＤと、私たちがみているＡＤＨＤは少々タイプが違います。まず、不注意症状が中心の方が多い。ＡＤＨＤでは男性が多いといわれていますが、それはあくまでも多動性・衝動性が目立つ方です。大人になって受診するのは女性も多く、男女差はあまりありません。

では、なぜ不注意症状が中心の方は大人になってから受診するのかというと、子どものころは障害に気づかれにくいからです。多動や衝動だと、授業中の様子などから、保護者や担任が気づいて、受診ということになるのですが、不注意では例えば、「忘れ物が多いから受診してください」とはならず、本人の努力不足とされがちです。また、注意力、先延ばし傾向、眠気などのＡＤＨＤ特性は、仕事という複雑な作業で顕在化しやすいこともあるでしょう。

不注意も多動性・衝動性も、社会に出てからの困難は、一般の人の想像以上です。やみくもな努力だけでは困難を乗り越えにくく、特性に対する正しい知識が重要です。当院では、大人の発達障害のデイケアをおこなっていて、ＡＤＨＤのケアもあります。本書は、そのプログラムを参考にして、より具体的に図解しました。

さらに、デイケアを担当されている五十嵐美紀先生（精神保健福祉士）と横井英樹先生（臨床心理士）には、先に出版した自閉スペクトラム編に続いて、監修へのご協力をいただきました。お二人のご経験や知識を集めて、本書をまとめることができました。

ＡＤＨＤはその潜在的な数に比べてまだまだ一般的に知られていません。ＡＤＨＤ特性による失敗により、自身を過剰に責めてしまっている人が多くいるものと推察します。本書が、社会に出て困難に直面している方や、発達障害の方を受け入れている職場の方たちへの参考になれば幸いです。

昭和大学附属烏山病院　発達障害医療研究所
太田晴久

巻頭　自分を理解しよう

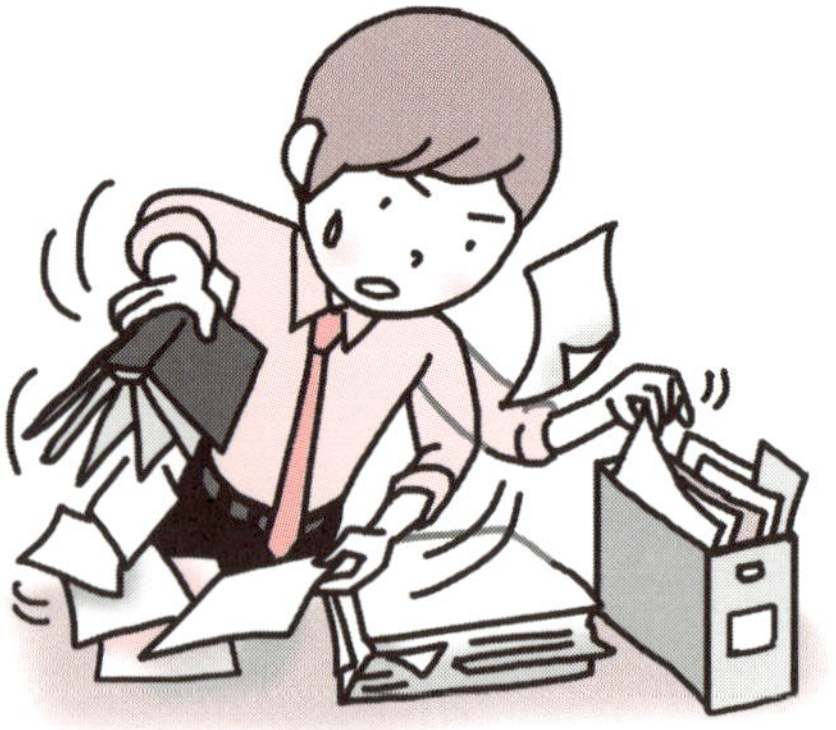

1　働きやすくするために　仕事の進め方

2 働きやすくするために 対人関係

3 働きやすくするために 自己管理

4

職場の人へ 特性を理解しよう

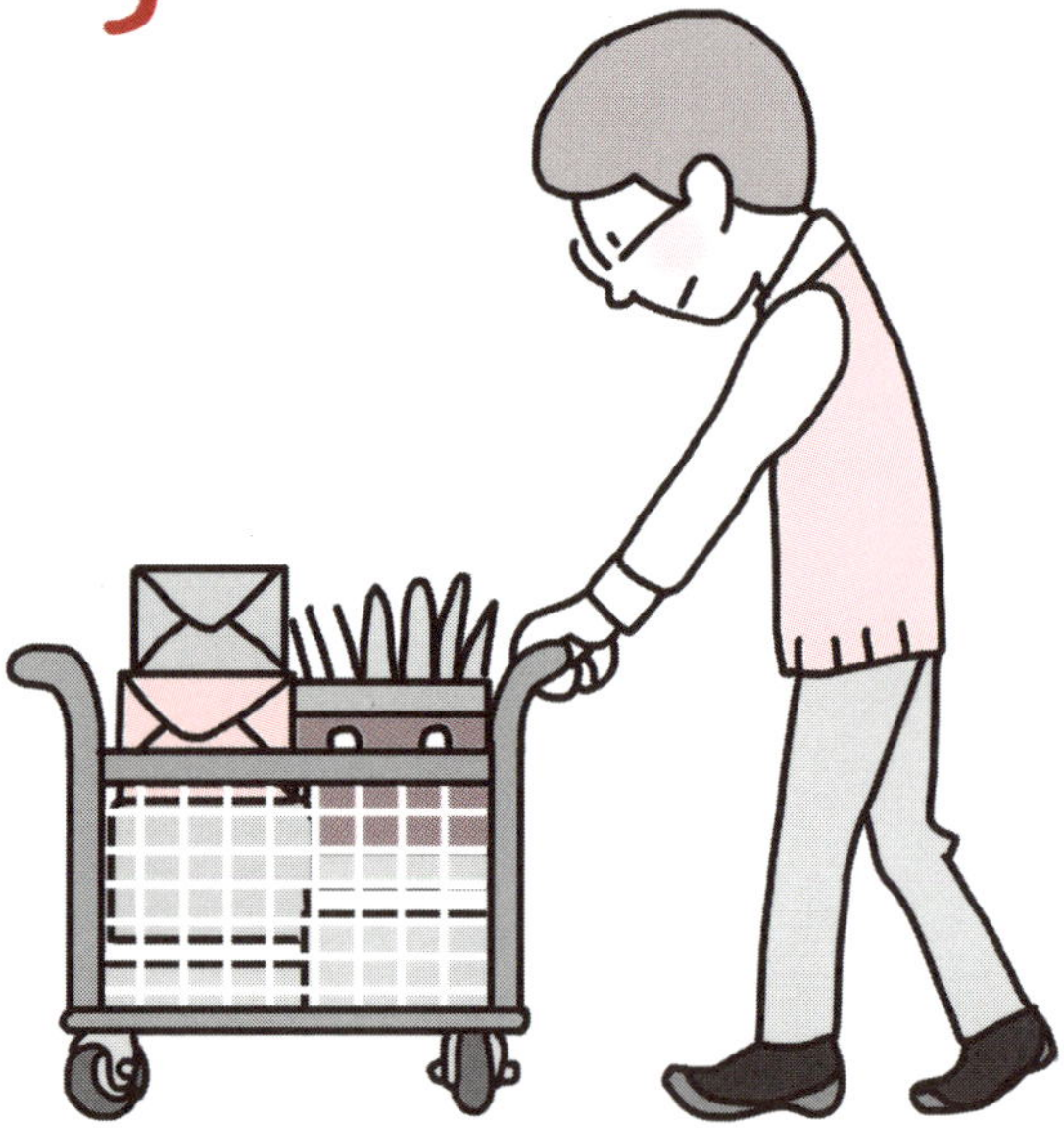

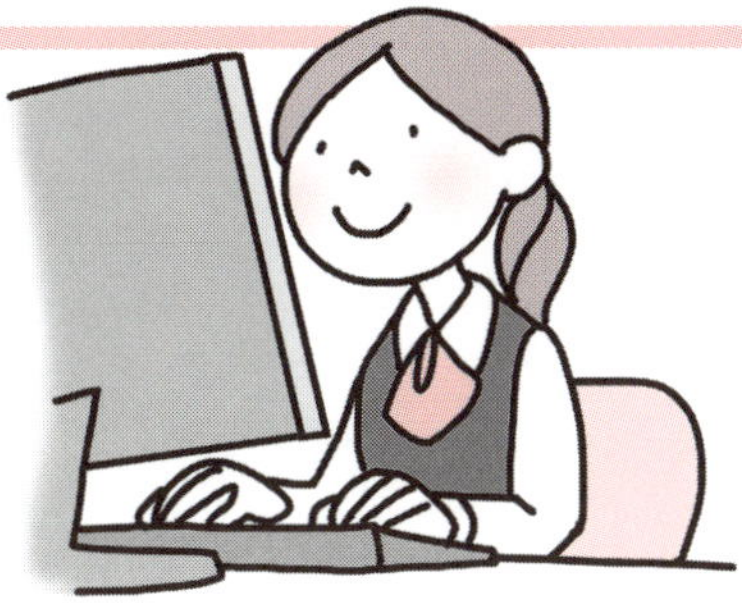

5 自分と医療ができること

Aさんのケース
がんばっているのに仕事がうまく進められない

Aさんのプロフィール

27歳、女性
大学卒業後に就職した会社は１年で退職。職を転々とするうち、自信をなくしていった。ネットで発達障害の記事を見て受診。診断はＡＤＨＤ

子どものころ

成績は悪くなかったが、だらしのない子だと思われていた。通信簿には「忘れ物が多い」「整理整頓しよう」「ユニーク」などと書かれていた

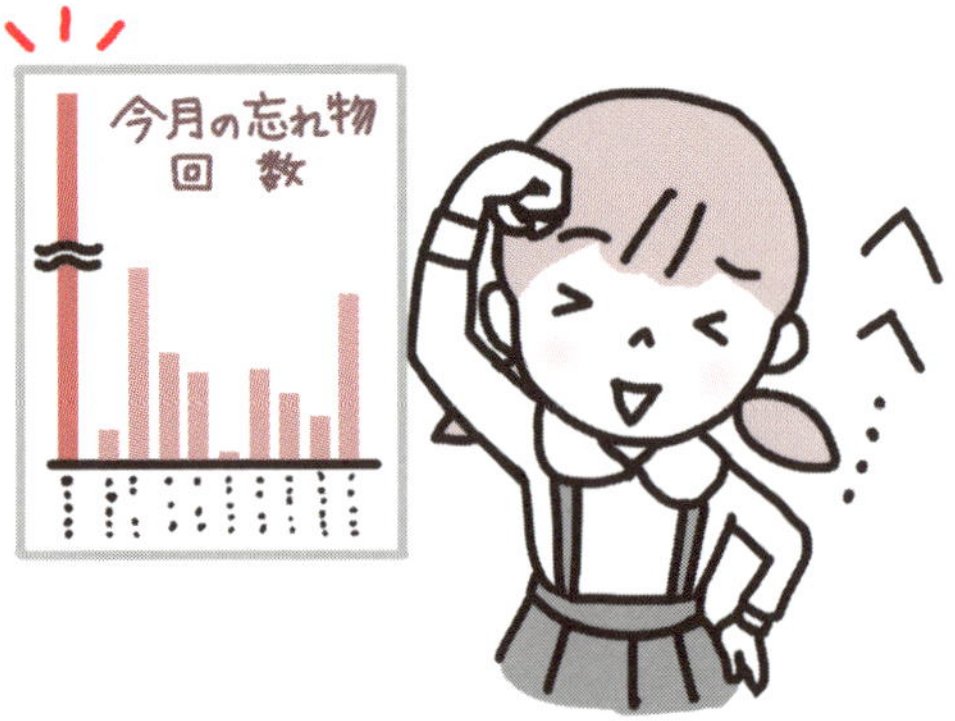

クラスの「忘れ物チャンピオン」だった。もちろん、名誉なことではない

就職してから

朝起きられないし、家を出るまで、探し物でひと騒動。定時に出勤できたことがなく、１年もたずに退職した

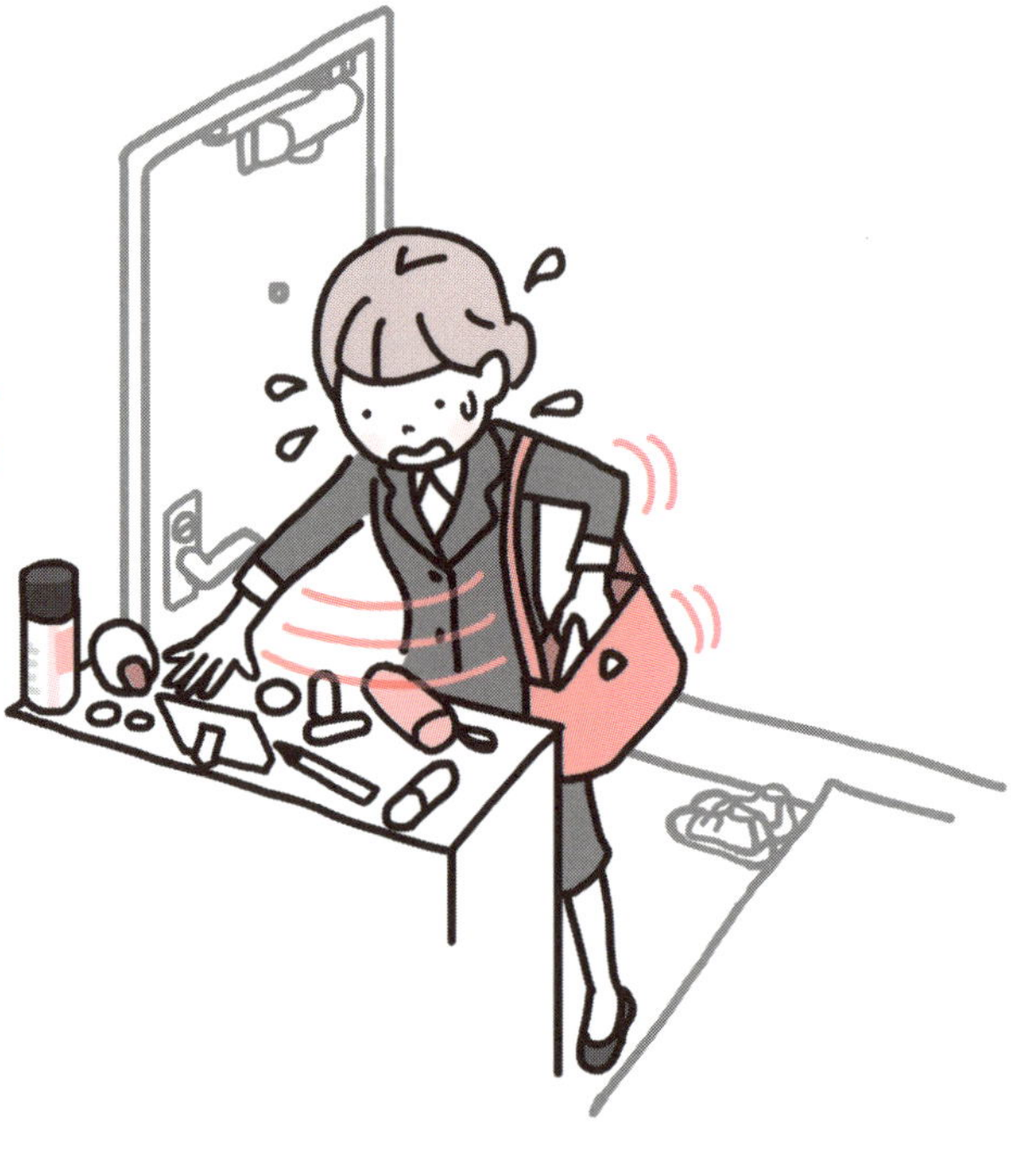

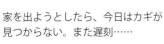

家を出ようとしたら、今日はカギが見つからない。また遅刻……

上司に叱られてばかり

転職をくり返し、今の会社でもトラブル続き。上司に「しっかり見直すように」「まじめにやらないと」と叱責されてばかりいる

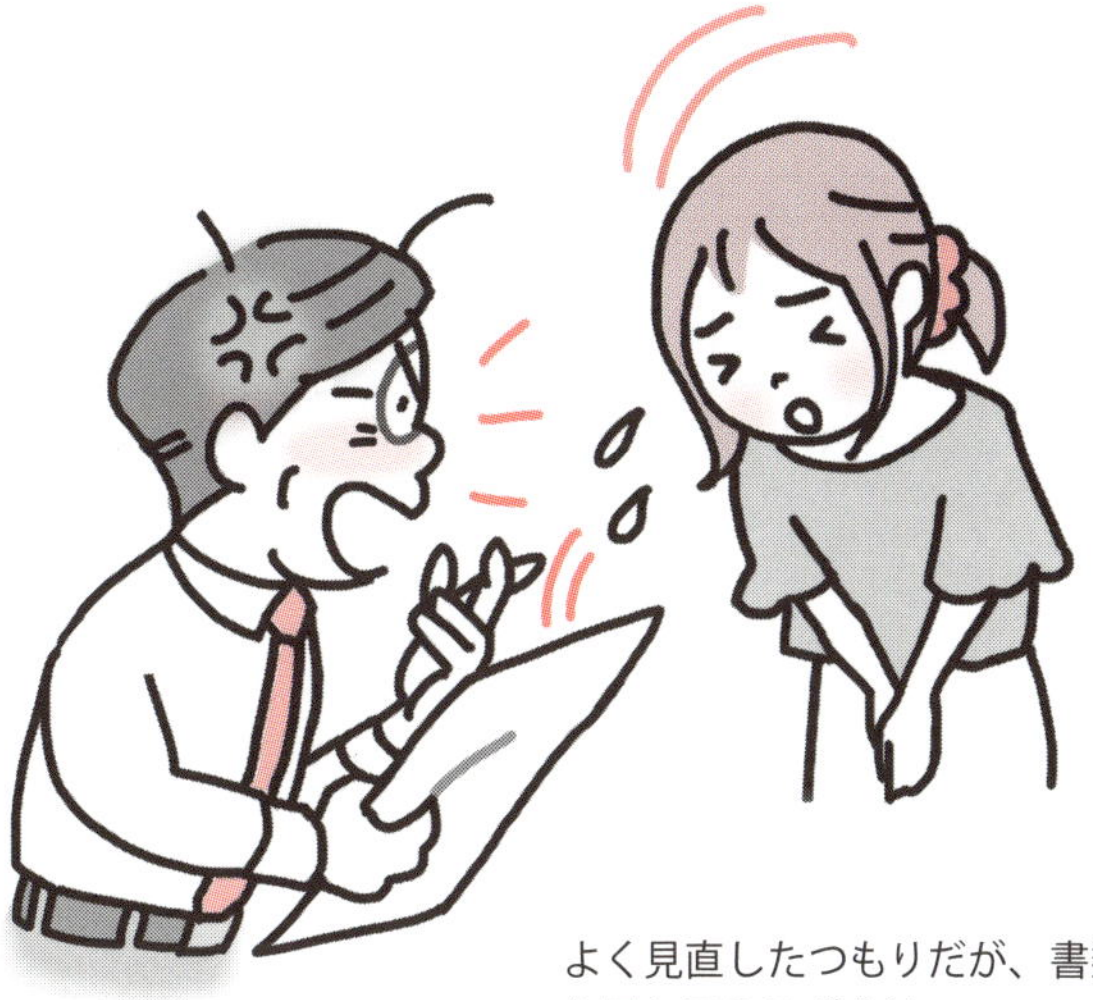

よく見直したつもりだが、書類はケアレスミスだらけ

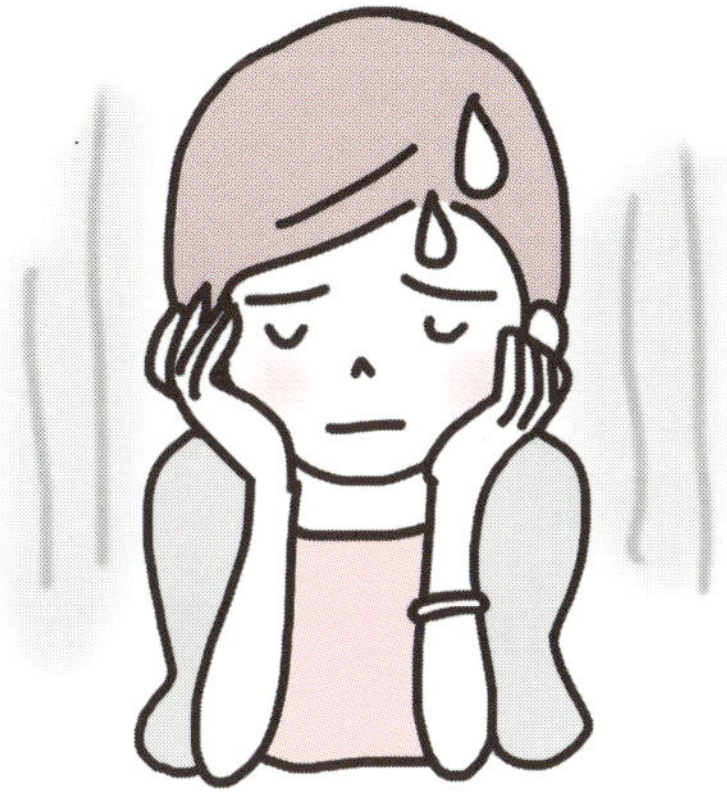

消えてしまいたい

自分では精一杯がんばっているのに、うまくできない。「こんな自分は存在価値がない人間で消えてしまいたい」と思う

このままではまたクビだと落ち込む

発達障害かもしれない……

ネットで自分のような悩みを見つけた。発達障害だと書いてある。自分もそうではないかと感じて受診することにした

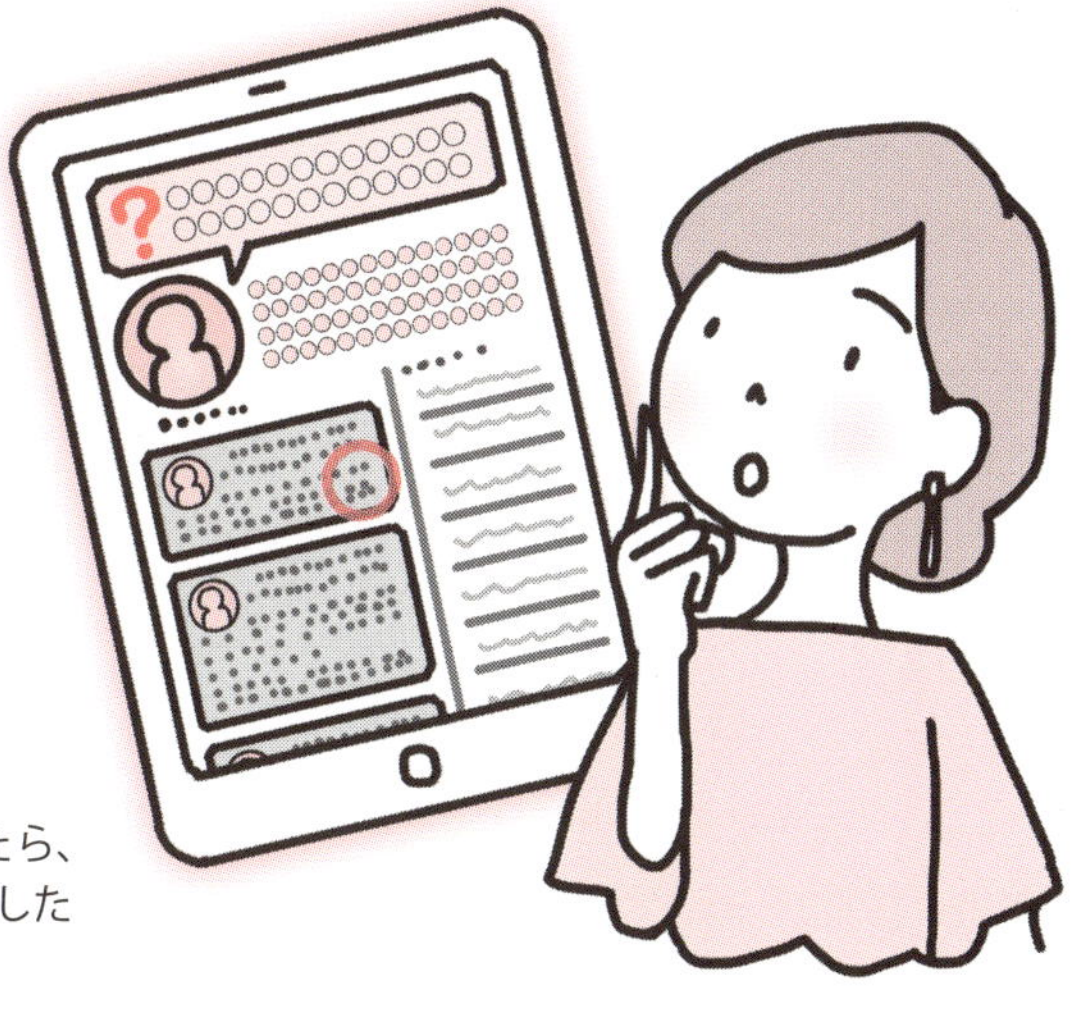

「ミス、忘れ物」で検索してみたら、ADHDという発達障害がヒットした

ＡＤＨＤの特性は主に三つある

不注意

不注意優勢状態

忘れ物などの不注意は健常者でもありますが、その程度が甚だしく、広範囲にわたり、生活に支障をきたします。やる気やだらしなさの問題ではありません。女性にも多い傾向です。

- ケアレスミスが多い
- 忘れ物、なくし物が多い
- 約束を守れない、間に合わない
- 注意の持続が困難で、すぐに気が散る
- 仕事や作業を順序だてておこなうことが困難
- 指示に従えず、課題が果たせない
- 片づけが苦手　など

細かい作業が苦手。
特に数字のミスが多い

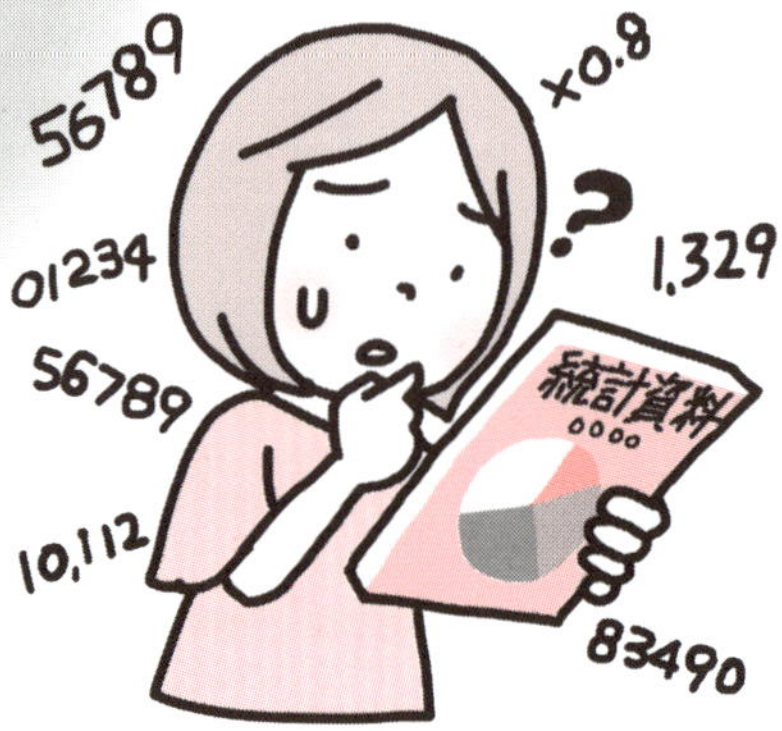

ＡＤＨＤとは

発達障害は、幼少期から発達の遅れが生じるもので、いくつかの種類があります。主な発達障害は右記の３つです。これらのうち、ひとつの発達障害の特性だけでなく、複数の特性を併せもっている人が少なくありません。

ＡＤＨＤは、正しくは注意欠如・多動症といいます。その名のとおり、不注意と多動性、そして衝動性が主な特性です。どの特性が強い状態になっているかは、ひとりの人でも変わることがあります。そのほかにも、感覚過敏、先延ばしなどの特性があります。

発達障害
- ＡＤＨＤ（注意欠如・多動症）
- 自閉スペクトラム症（ＡＳＤ）
- ＬＤ（学習障害。正しくはSLD〈限局性学習症〉）

感覚過敏

　音、光、気温、湿度などに敏感で、体調をくずします。雨の日に具合が悪くなったり、気温の差で起きられなくなったりします。逆に鈍感な人もいます。ＡＤＨＤに限らず、発達障害の共通の特性です。

その他

　睡眠障害、コミュニケーションが苦手、空気が読めない、こだわり、手先の不器用さもあり、これらは発達障害に共通する特性です。睡眠障害はＡＤＨＤの人に多い特性です。また、先延ばしも特性のひとつです。

混合状態

　不注意、多動性、衝動性が同じくらい目立ちます。

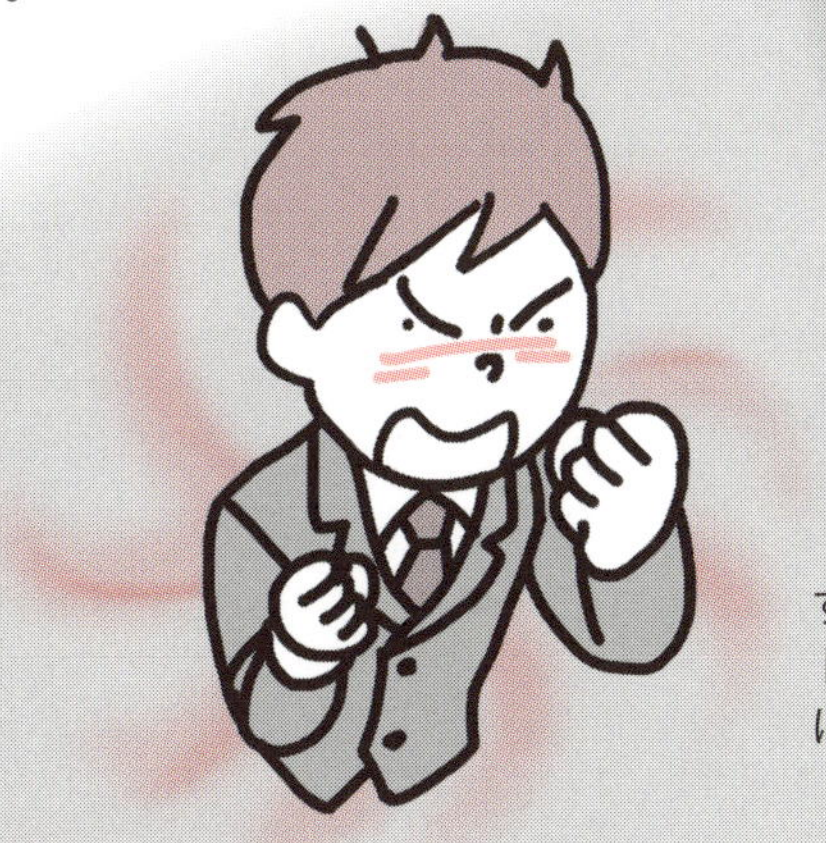

すぐに怒るので、トラブルメーカーになりやすい

多動性
衝動性

多動性・衝動性優勢状態

　不注意がそれほど目立たず、多動性や衝動性が目立ちます。落ち着きがない、失言、待てないなどの症状は、多動性や衝動性によるものです。男性に多い傾向です。

- 貧乏ゆすり、ペン回し
- 相手の話をさえぎる
- 仕事を過剰に引き受ける
- 感情の起伏が激しい
- すぐカッとなり、怒りやすい
- 衝動買い
- ひんぱんな転職　など

大人になるにつれ、「生きづらく」なる

不注意

多動性

衝動性

子どものころは性格だと思われていた

多動性や衝動性があっても、程度によっては「元気な子」「活発」など本人の性格だと思われ、発達障害に気づかれにくいことがあります。とくに不注意は気づかれにくく、学業や生活に支障がなければ、「うっかりしている子」などと見過ごされてしまいます。周囲の大人がカバーすることで、いっそうわかりづらくなります。

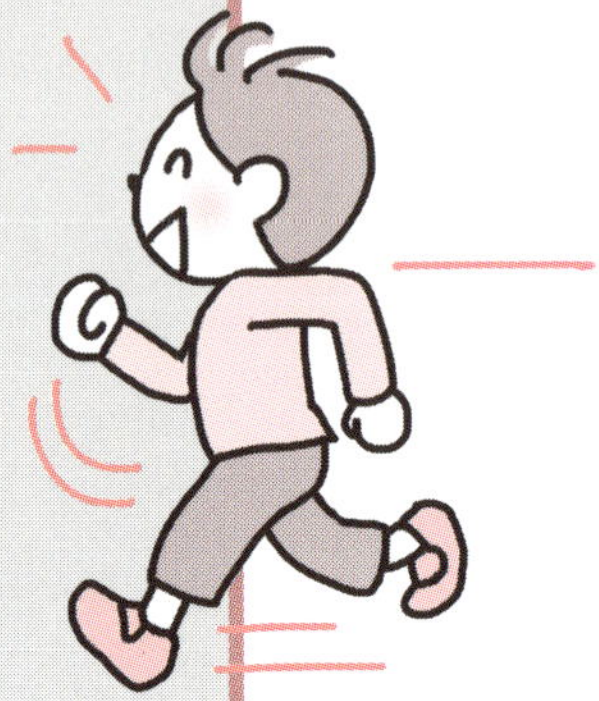

子どもは走り回るぐらいの元気さがあっていいと思われる

子どものころと特性が少し変化する

ＡＤＨＤの３つの特性のうち、大人では不注意のある人が増え、多動性のある人は減ってきます。

多動性や衝動性は、授業中に歩き回る、じっとしていられないなどで子どものころでも気づかれやすいのですが、不注意は気づかれなかったことが大人になって増える一因でしょう。また、子どものころは本人が自覚できないということもあります。がんばっていても忘れてしまうのか、がんばりが足りないのか、自分でもわからないのです。成長するにつれ、努力してもできないことを自覚して訴えられるようになるので、不注意が多くなるのでしょう。

一方、多動性が減るのは意思で行動を抑えられるようになるからといわれています。ただ、完全になくなるわけではなく、残っていることも少なくありません。

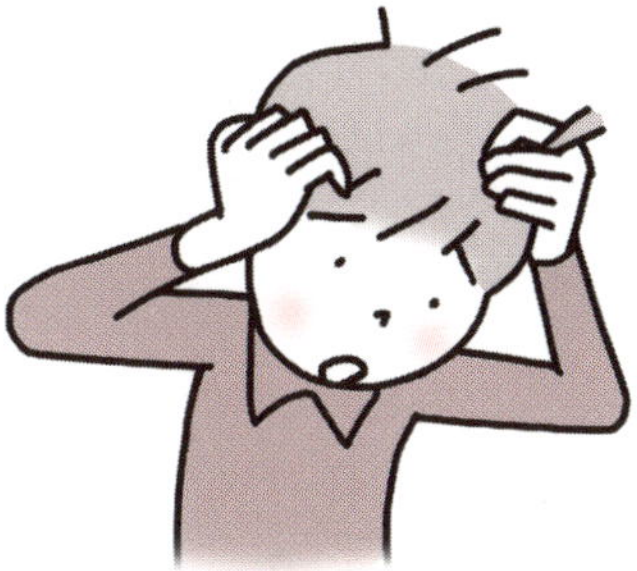

失敗続きで我ながら
イヤになる

大人になるにつれ、増える

大人になるにつれ、減る

大人になっても、あまり変わらない

困難にぶつかって悩む

大学生や社会人になって、どうもうまくいかないと悩んで受診する人が多いのが実情です。自分でスケジュール管理をしつつ段取りを把握して、ミスなく期限内に仕事を進めるといったことが困難だからです。

努力はしていても、なぜこんなにうまくいかないのか理由がわからず、自己否定の気持ちが強くなっていきます。

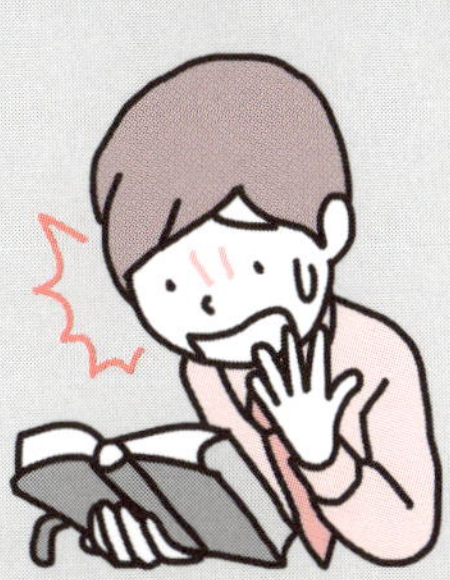

生きづらさが
増すばかり

ＡＤＨＤと診断された年齢（烏山病院の例）

基本的に大人を対象にした調査。20代〜30代前半で診断されていることが多い

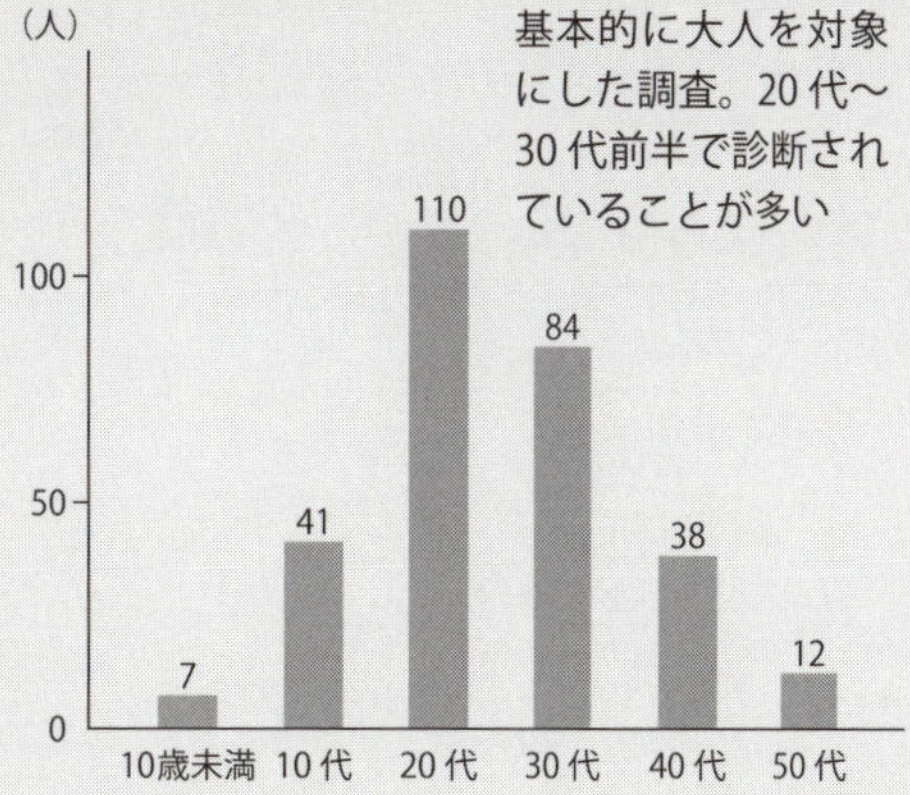

二次障害に結びつくことも

仕事上のミスや、人間関係のうまくいかなさから、周囲とのトラブルが起こり、自己否定感が強くなっていきます。不安症、うつ病のほか、依存症に陥る人も多くいます。二次障害に至る率は高く、逆に、こうした病気で受診し、背後にＡＤＨＤがあるとわかることも少なくありません。そのほか、摂食障害（過食症）、素行症（窃盗癖、非行）などが併存することもあります。

不安症

常に不安感にとらわれ、仕事や家事ができなくなる。動悸や不眠などの身体症状も。ミスをおそれて何度も確認する、対人関係のトラブルを心配するなど、緊張を強いられる。ＡＤＨＤへの併存は3割以上ともいわれる

うつ病　主症状は、気分の落ち込み、無力感、空虚感といった「抑うつ」気分。リストカットをくり返す人もいる

依存症　ネット、ギャンブル、ゲームなどをやめられない。やる時間が長いというより、行為をとめられない。衝動性が関わっているといわれる

自分のいいところに目を向けよう

ＡＤＨＤの長所

　仕事上での困難があるのは、自分がダメなせいではありません。能力のバランスで、できることとできないことの差が大きいということです。ＡＤＨＤの人は、必要以上に自分を責める傾向があります。特性はマイナスになるだけでなく、プラスにもなりえます。優れている特性に目を向けてみましょう。例えば、下記のような長所が自分にないでしょうか。

人の気持ちがわかる

相手の考えていることがわかり、協調性がある

人柄が温かい

困っている人をほうっておけず、面倒見がいい

創造性がある

先入観にとらわれず、新しいことを思いつく

ユーモアがある

頭の回転が速く、周囲の笑いをとる発言ができる

ひらめきがある

発想力が豊かで、おもしろいことを思いつく

社交性がある

明るく楽しいおしゃべりができ、友だちも多い

感受性が鋭い

アンテナを広範囲に張り、興味があることをすぐに見つけられる

ＡＤＨＤの特性は人によって大きく違う。たとえこのような長所がないと思っても、ほかの長所があるかもしれない

1

働きやすくするために 仕事の進め方

ケアレスミスをしてしまう、
優先順位がわからない……
ＡＤＨＤの特性は個人差が大きく
職場での困難も人それぞれ。
自分に合った対処法を見つけましょう。

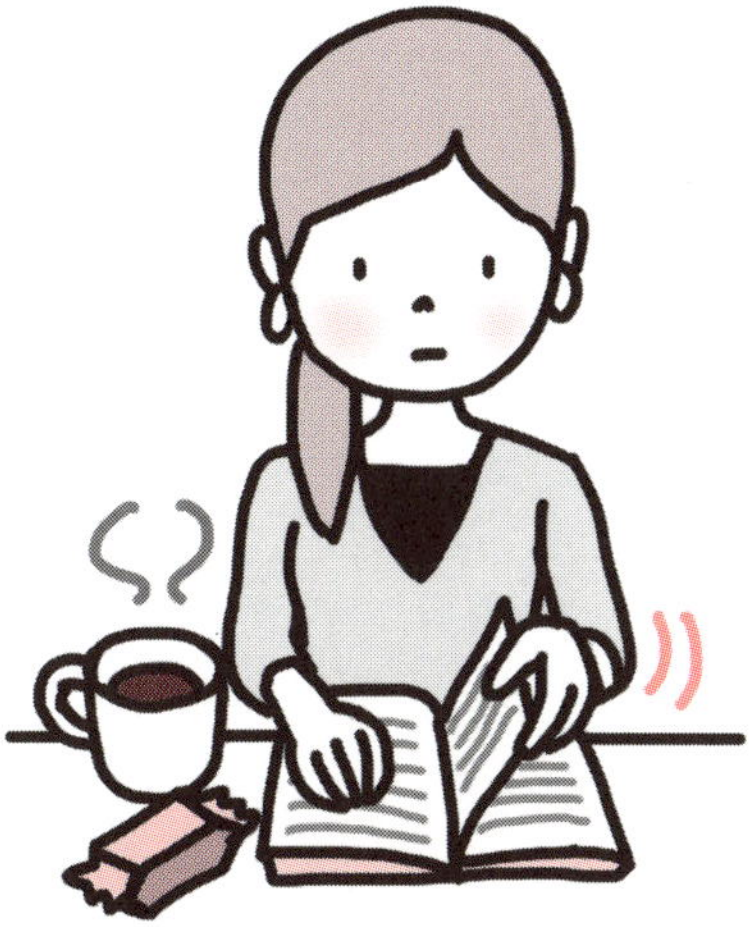

最後までミスなく仕上げることが難しい

ＡＤＨＤの人が職場で直面する困難としては、仕事の進め方に関することが挙げられます。やる気がないわけでも、怠けているわけでもないのに、仕事をうまく進められません。

困難の例

ＡＤＨＤの特性のため、ミスなくスケジュールどおりに仕上げることができないなど、支障が出ます。

ケアレスミスをしてしまう

本人は気をつけているつもりなのにミスが多発。叱責されても、またミスをする

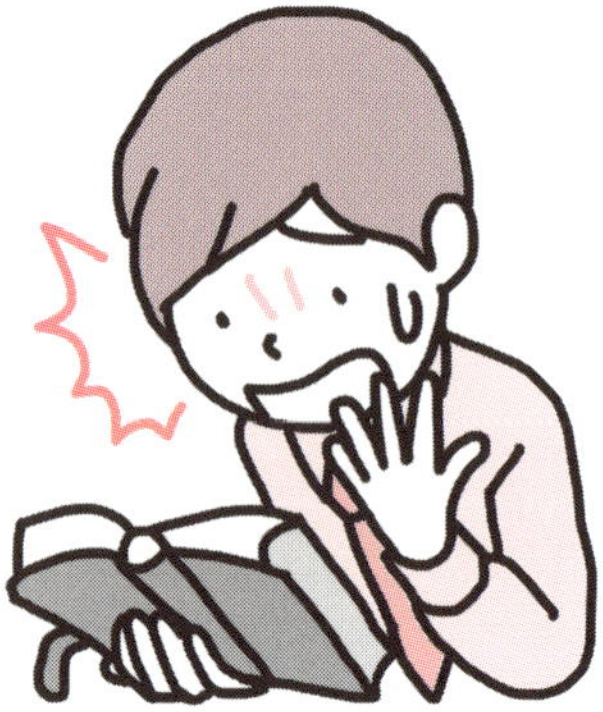

気が散る

作業中に気が散って、仕事に関係ないことを考えたり、外を眺めたりしている

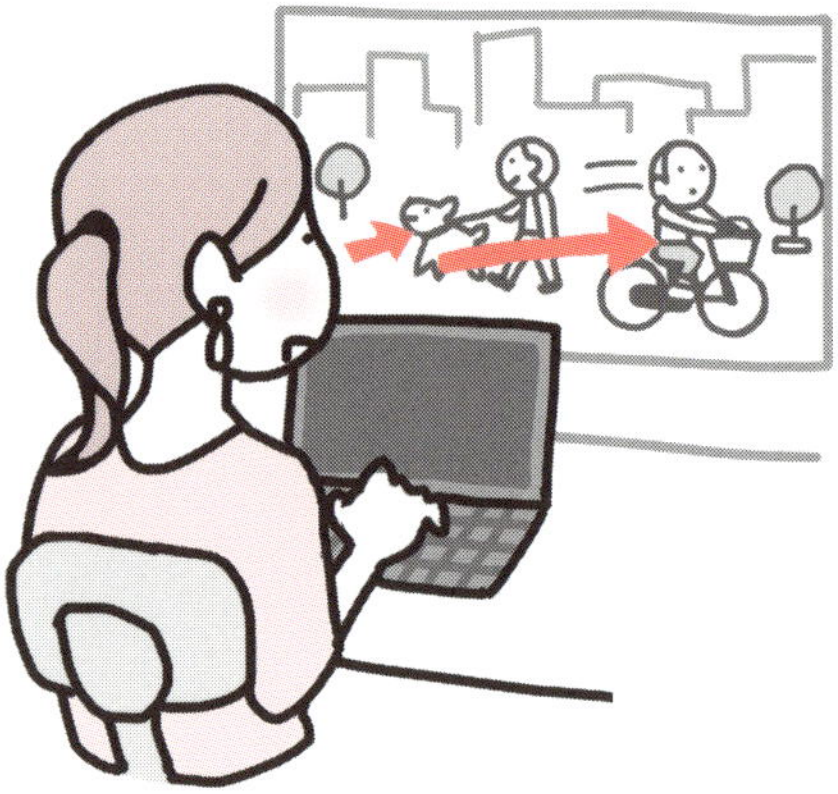

ものをなくす

しょっちゅうバタバタともの探しをしている。仕事上で大切なものでもなくし、書類などは見つからずに作り直すことも多い

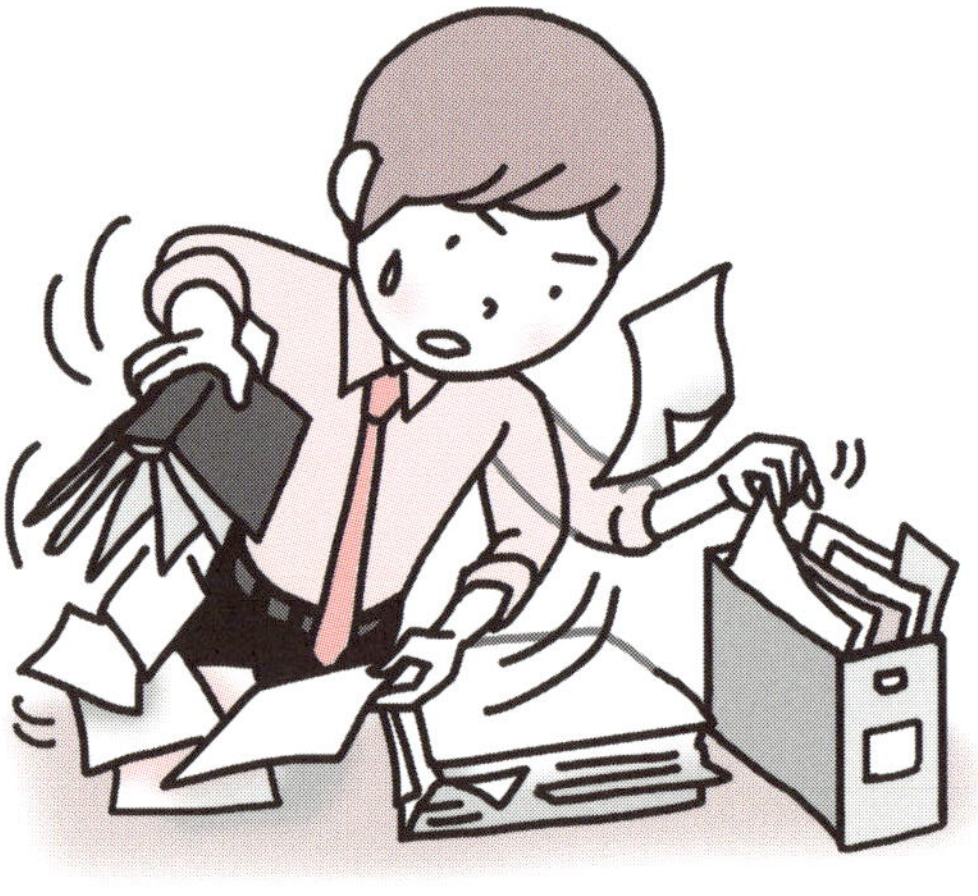

困難の背景にあるもの

仕事がうまく進められないなど、困難の背景には３つの要因があると考えられています。これは脳の機能の障害でトリプルパスウェイモデルといわれますが、あくまで仮説で、３つとも当てはまらない人もいます。

実行機能の障害

目標を立てて効果的に実行していく能力の障害。実行機能とは、下記の４つ

意思決定
→作業にとりかかれない

計画立案
→優先順位がわからない
→予定が組めない

計画実行
→複数の作業がこなせない
→関心がうつりやすい

効果的遂行
→状況を把握できない
→行動を適宜修正できない

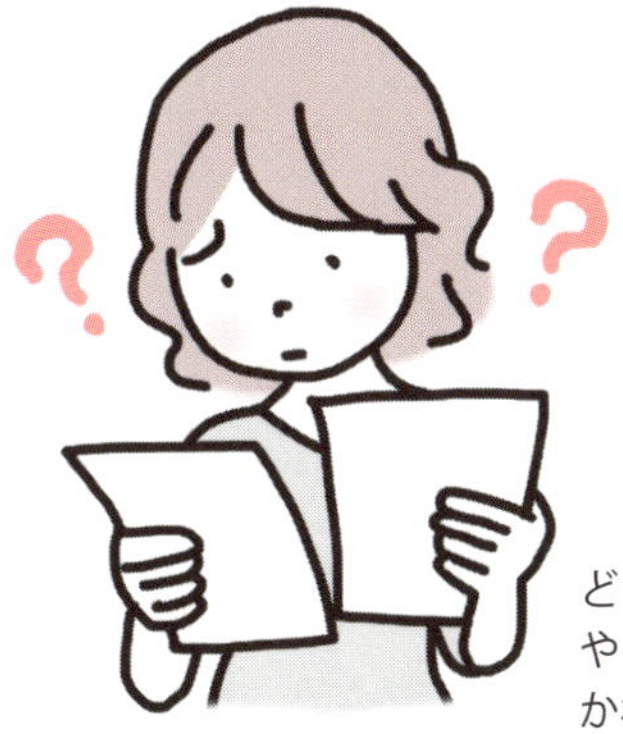

どちらを先にやったらいいかわからない

報酬系の問題

長期的な利益より目先のことにとびつく。先の成果を考えられないのでモチベーションが上がらない

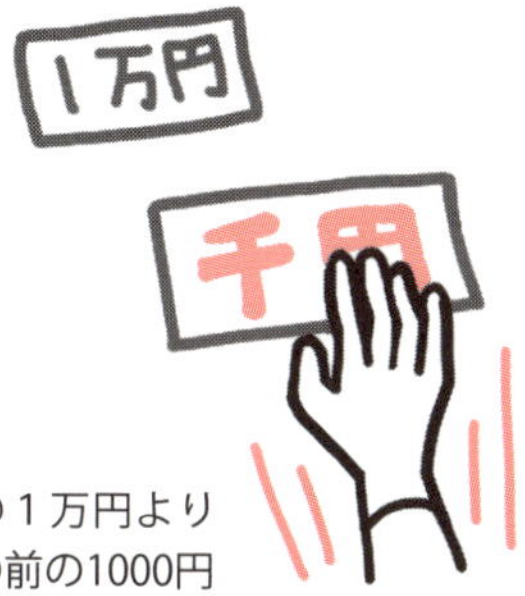

先の１万円より目の前の1000円に手を出す

時間感覚の問題

時間の感じ方が速かったり遅かったりする。スケジュール管理ができないことにもつながる

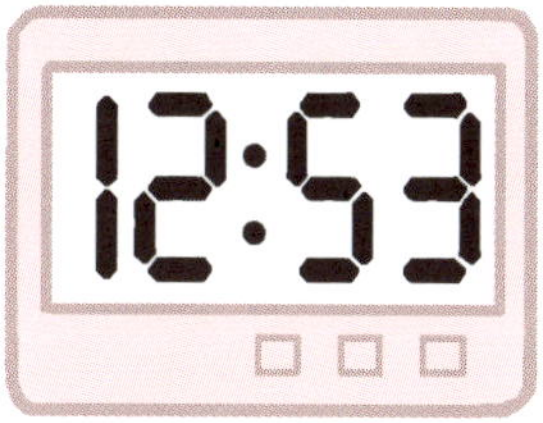

同じ時間でも、人によって「あっという間」だったり、長く感じたりする

仕事上の困難に結びつきやすい

仕事を進めるうえで大切なのは、ミスなくスケジュールどおりに仕上げることでしょう。ところがＡＤＨＤの特性ゆえに、ここがもっとも苦手なところです。

ケアレスミスや先延ばし、片づけが苦手などの困難もあります。本人も周囲の人も、性格や意志の弱さだと思いがちですが、これらもＡＤＨＤの特性なのです。

ワーキングメモリの不足分をカバーする

試験で解答欄を間違える程度の不注意なら、だれにでもあります。ところがＡＤＨＤの不注意は、もっと深刻で多岐にわたります。そこにはワーキングメモリの弱さがあります。

なぜ不注意になるのか

注意を３つの要素で考えてみます。これらは重複していて明確に分けられませんが、それぞれがうまくいかないと、不注意として現れます。

ぼーっとして魂が抜けている感じという人もいる

容量

１度にどのくらいの情報量を処理できるか。情報量が少なければうまく処理できるが、情報量が容量を超えてしまうと、処理効率が悪くなったり、感度がにぶくなったりする。そのため、会話が長くなると理解が追いつかないことや、同時に複数のことを処理するのが困難になる

選択性

多くの刺激のなかから特定の対象に注意を向けることができるか。無関係のものごとに注意をうばわれやすく、本来注意すべき対象に注意を向けることが困難。そのため、刺激のない環境なら集中できるが、ささいな刺激で注意がそれてしまい、作業を続けることが難しくなる

持続性

特定の対象に向けた注意を一定時間保てるか。短時間なら集中してものごとに取り組めるが、長時間になると、たとえ刺激の少ない静かな環境でも気が散る。そのため、仕事の効率が一定に保てず、作業に時間がかかってしまう

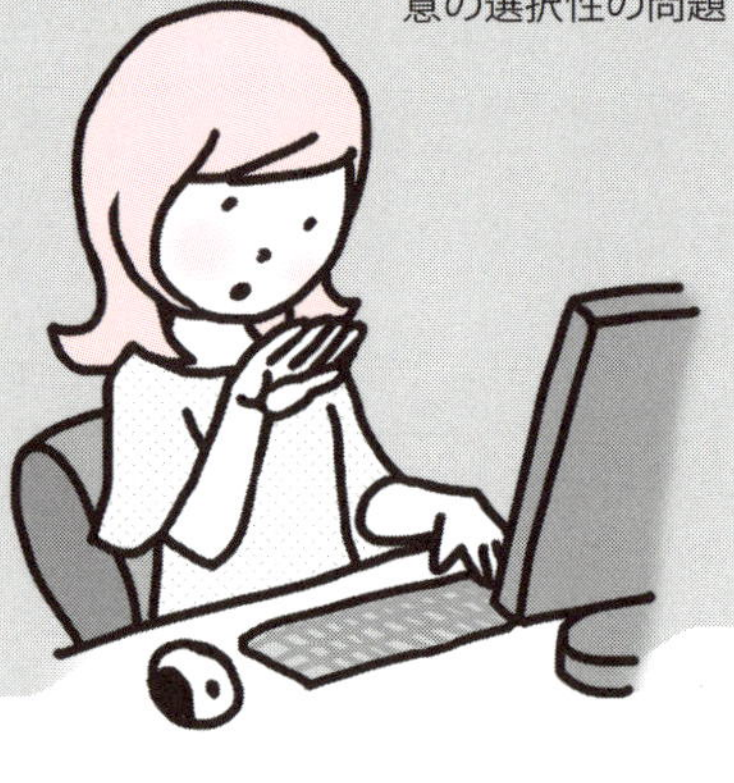

パソコンを打とうとして手のマニキュアが気になるのは、注意の選択性の問題

記憶は外部保存でカバーする

口頭の指示が抜け落ちたり、アポイントを忘れたりするのは、ワーキングメモリが弱いためです。

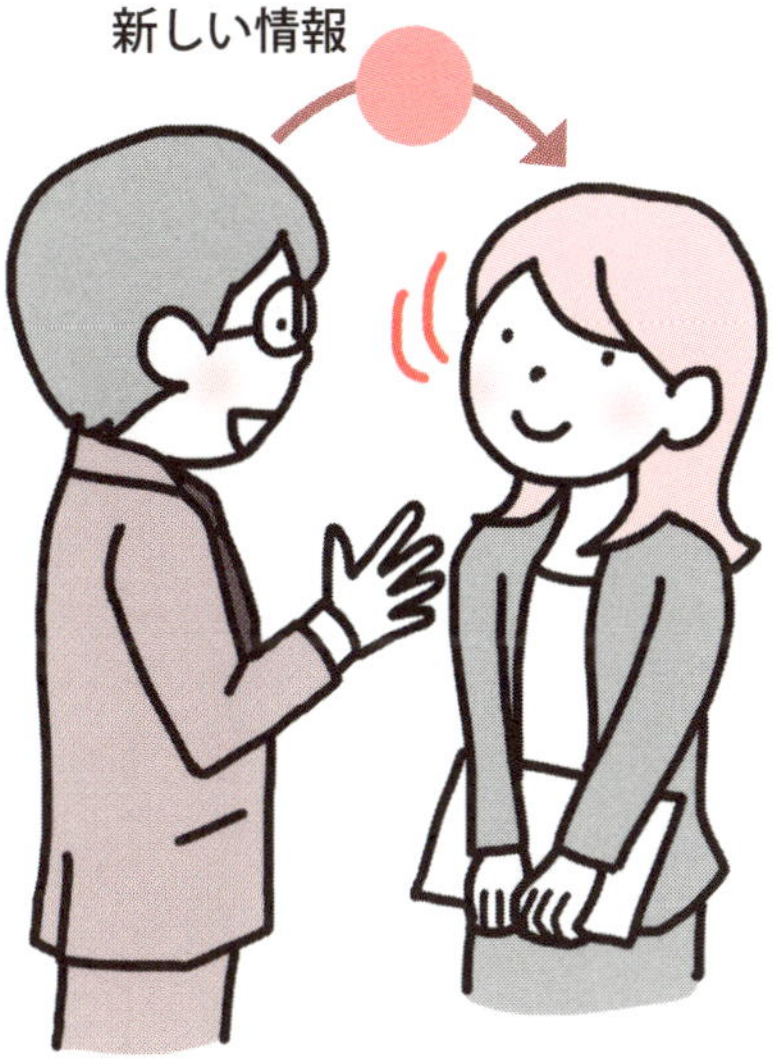

ワーキングメモリとは

口頭で受けた指示（情報）を脳にとどめ、デスクに戻って、これまでやっていた作業と調整するといったような、短期記憶

健常者では

受け皿の枚数に余裕があるので、古い情報をひとつずらしたところに新しい情報を入れることができる

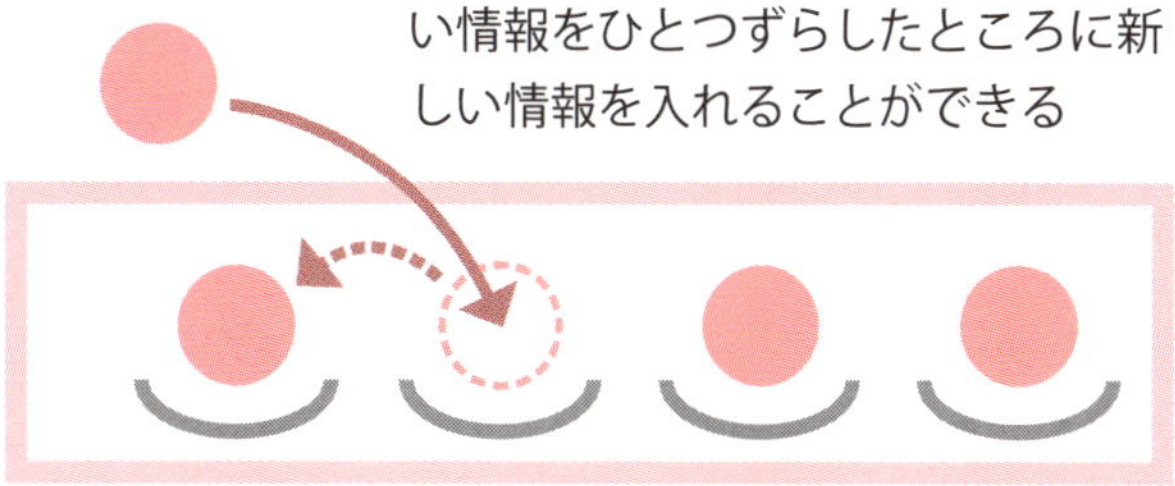

ADHDでは

受け皿の枚数に余裕がないので、新しい情報はどこにも入らずに抜け落ちる。または、新しい情報を入れたところの古い情報が抜け落ちる

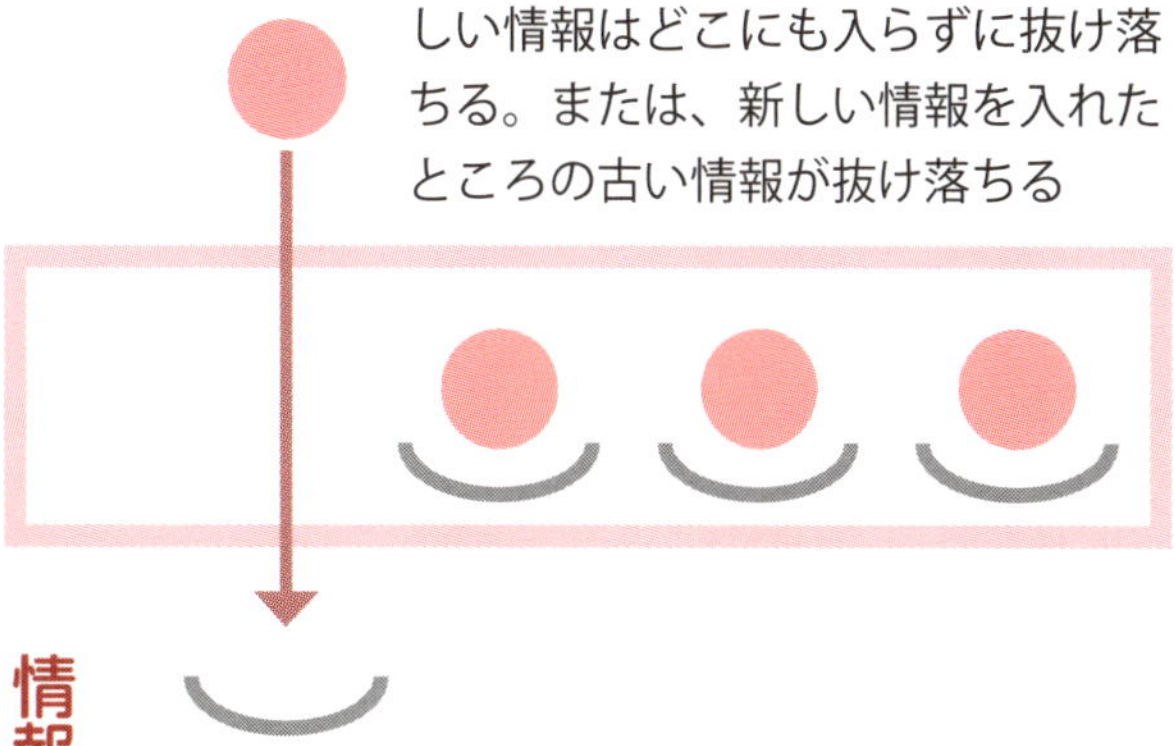

情報を一時的に外部に記憶させる

16ページのような注意の要素が低下するのは、ワーキングメモリの弱さも影響しています。注意を切り替えるにも、比較するにも、一時的に情報を記憶しないといけませんが、ちょっとした情報の短期記憶が苦手なのです。

その弱さをカバーするには、メモ帳やスマートフォンなど、記憶を外づけにするとよいのです。

受け皿をつくる

不足している受け皿のぶんを別のかたちで短期記憶させればいい。脳内に余裕がないので、外部につくる

たくさんの対策法を集めて検討する

不注意を改善する有効な方法はひとつではありません。特性に個人差があるように、対策も人によって合う・合わないがあるからです。自分に合う方法を見つけましょう。

人によって有効な対策は違う

　ＡＤＨＤの不注意は、程度も内容も多岐にわたります。ひとつのことに集中するのが難しく集中力が長続きしない、まわりの刺激に気をとられやすく注意がそれやすい、忘れっぽい、ものをなくす、片づけが苦手など、現れ方が一様ではありません。不注意の内容も程度も個人差が大きく、日によっても違いがあるほどです。

　不注意への対策も、さまざまな方法が提唱されています。それらを試してみるうちに、自分に合った対策、シーンに合った対策がとれるようになるでしょう。

　ＡＤＨＤの人全員に意識してほしいのは、焦らないことです。焦る気持ちがあると、不注意の程度が悪化します。

ＡＤＨＤの人の体験談や、ネット、本などから、対策を集めて書き出してみよう

不注意を悪化させること

　不注意を改善するためには、悪化させないことも大切です。下記のようなことは不注意を悪化させます。

- 眠気
- 焦る気持ち
- 疲労、頭痛、吐き気などの体調不良
- イライラ、興奮、うつなどの気分
- モチベーションの低下

対策法を集める

　ある特定の問題に対して、できうる言動の選択肢をあげ、それぞれを検討してみます。最終的にどの選択肢をとるかを決め、試してみましょう。自分に合った方法が見つかるはずです。

下記のほか、本書には対策のヒントが数多くあります

困難	対策
（例）	（例）
ケアレスミスの多発	●ミスが起こったときの状況を記録して、その状況を避ける ●書類は指さし確認
メモをしても見忘れる	●歩く動線上にメモを貼っておく
メモをなくす	●小さなホワイトボードに書き、デスクの上に立てておく ●メモ帳を決めておく（手近な紙にメモしない）
書類をなくす	●データ化しておく ●保管場所を一覧表にしておく
約束を忘れる	●自分にメールを送っておく ●付箋に書いて財布の内側に貼っておく
定期券を置き忘れる	●チェーンをつけてバッグにとめている
駐輪場のどこにとめたか、毎日わからなくなる	●月ぎめにする ●徒歩通勤にする
電話を受けながらメモをとれない	●カタカナで書けば早い

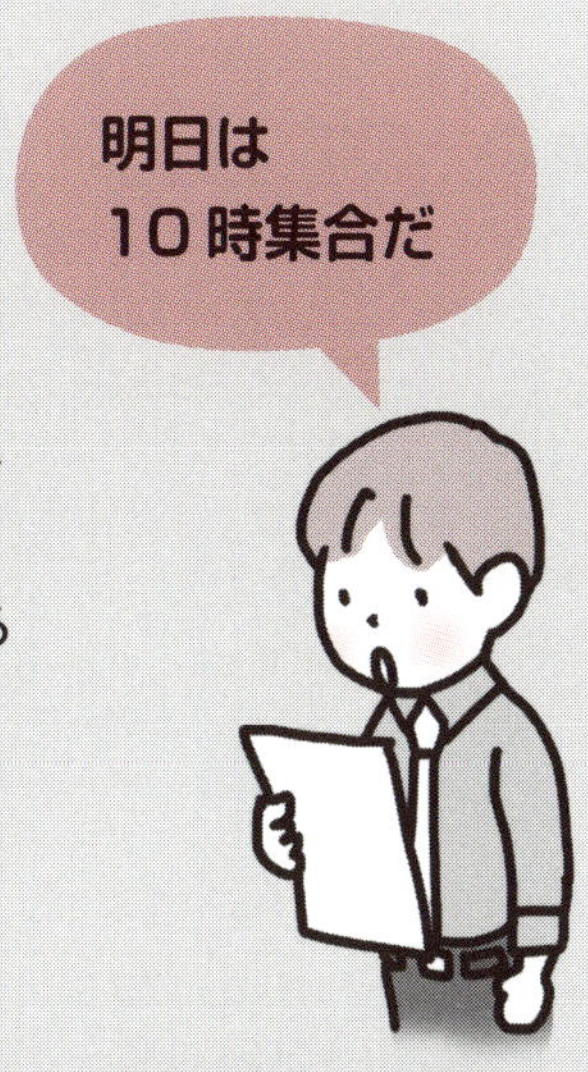

約束の時間はメモをとり、
読み上げて確認する

まず自分が集中できる時間を把握する

集中が切れるとミスをしたり、仕事が最後まで進められなかったりします。集中しつづける力をつけるために「持続訓練法」という方法があります。

集中力がないとはいいきれない

集中とは、現在おこなっていることだけを考えて作業すること。ＡＤＨＤでは、集中しつづけることが苦手ですが、過集中することもあります。興味のないことは一〇分、好きなことなら三時間続けられたりするのですから、一概に集中力がないとはいえません。ところが仕事の多くはＡＤＨＤの人にとって興味のないこと。ですから集中を持続する力をつける必要が出てきます。持続訓練法をおこないましょう。また、目の前の作業は自分が集中できる時間に合わせて小分けしましょう。

作業は小分けする

集中がとぎれたまま作業するのはミスのもと。集中できる時間に合わせて作業を分け、休憩をはさみながら進めていきます。

① 時間をはかる

自分にとって興味のない仕事をどのくらい続けられるか時間をはかる

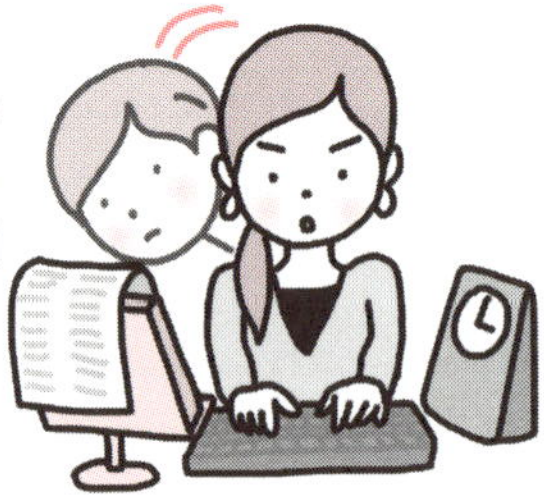

② 作業を細かく分ける

はかった時間でできるように作業を細かく分ける。最初の作業を始める

③ 休憩をとる

最初の作業が終わったら休憩をとる。休憩は5分などと、決めた休憩時間でタイマーをセットして、休憩に入る

④ 作業にとりくむ

次の作業にとりくむ。
③と④をくり返す

⑤ できたことを評価する

やるべき作業が終わったら、「ここまでできた」と、肯定的に評価する。がんばった自分へ、喫茶店でコーヒーなどの、ごほうびをあげる

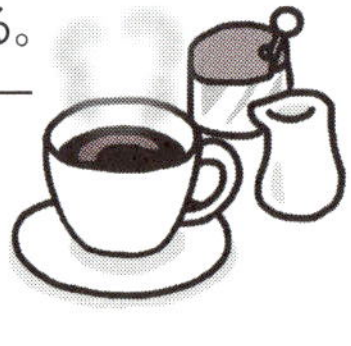

「持続訓練法」をおこなう

持続訓練法は集中しつづける力をつける訓練です。簡単には身につかないスキルですが、長期間続けるうちに効果が現れてきます。自分にとって興味のない作業を用意し、集中できる時間をはかってから始めます。

① 集中できる時間でタイマーをセット

自分のそばにノートを置く。20ページ①のやり方で、自分にとって興味のない仕事に集中できる時間をはかり、その時間にタイマーをセットする。作業を始める

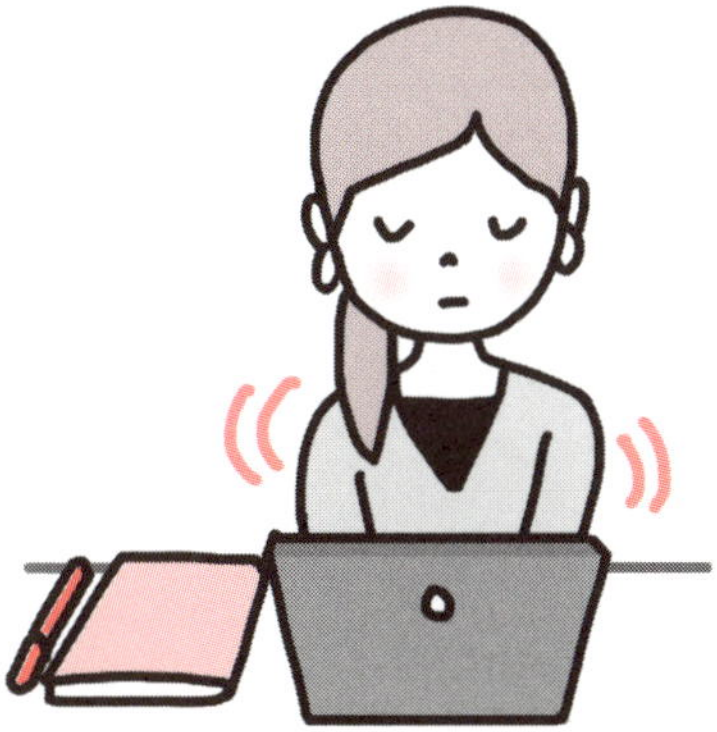

② 作業と関係ないことが頭に浮かんだら、ノートに記入する

作業中に頭に浮かんだことをノートに記入し、そのことを「あとで考えよう」「優先順位は高くない」「やるべき作業をやろう」と考える。作業に戻る

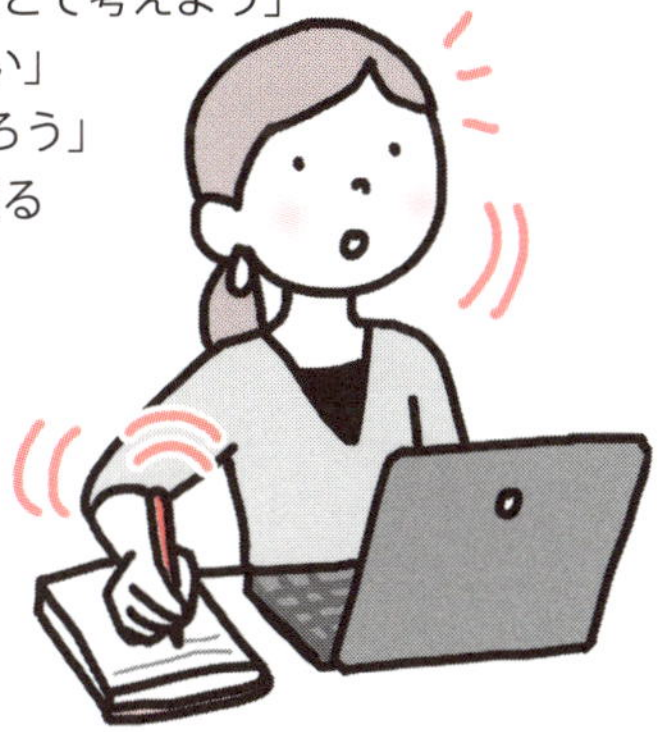

③ タイマーが鳴ったら休憩

タイマーが鳴ったら、作業はいったん中断。休憩をとる。休憩時間を決めてタイマーをセットするのを忘れずに。②と③をくり返す

④ ノートを確認する

やるべき作業が終わったら、記入した内容を確認する。作業の途中で気になったことが、本当に大切なことなのか、ただ魅力的に感じただけなのかを考える。本当に大切なことなら、やることリスト（TODOリスト→P 24）に書いておく

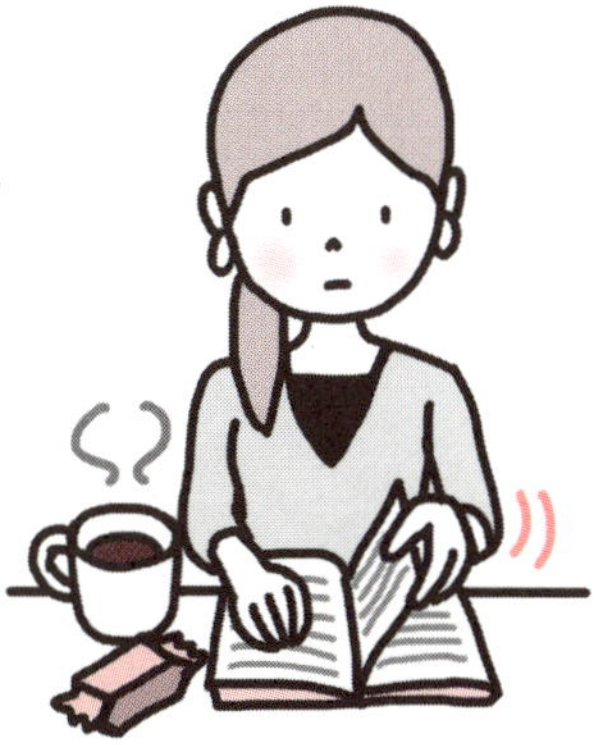

刺激を減らすことも大事

注意がほかにそれないように、環境整備（→P66）をして、視覚の刺激を減らします。聴覚の刺激を減らすには耳栓を使用する方法もあります。感覚過敏の対策にもなります。

スティーブン・Ａ・サフレンほか著、坂野雄二監訳
『大人のＡＤＨＤの認知行動療法 セラピストガイド』（日本評論社）を参考に改編

全体像をつかめば、今やることが見える

実行機能の障害が大きく関わるのが、計画的に作業を進められないこと。複数の作業の同時並行（マルチタスク）が苦手、優先順位がつけられないという困難にも関わっています。

全体像をつかむ

目の前の仕事を興味のおもむくままにしていませんか。1日単位や1ヵ月単位でやることを把握し、やる順番を決めます。チームで共有するのも有効。

マインドマップ®

横長の紙に今日やることの大きな項目を書き、それに付随することを、中心から色分けして書く。イギリスの教育者トニー・ブザンが提唱する方法

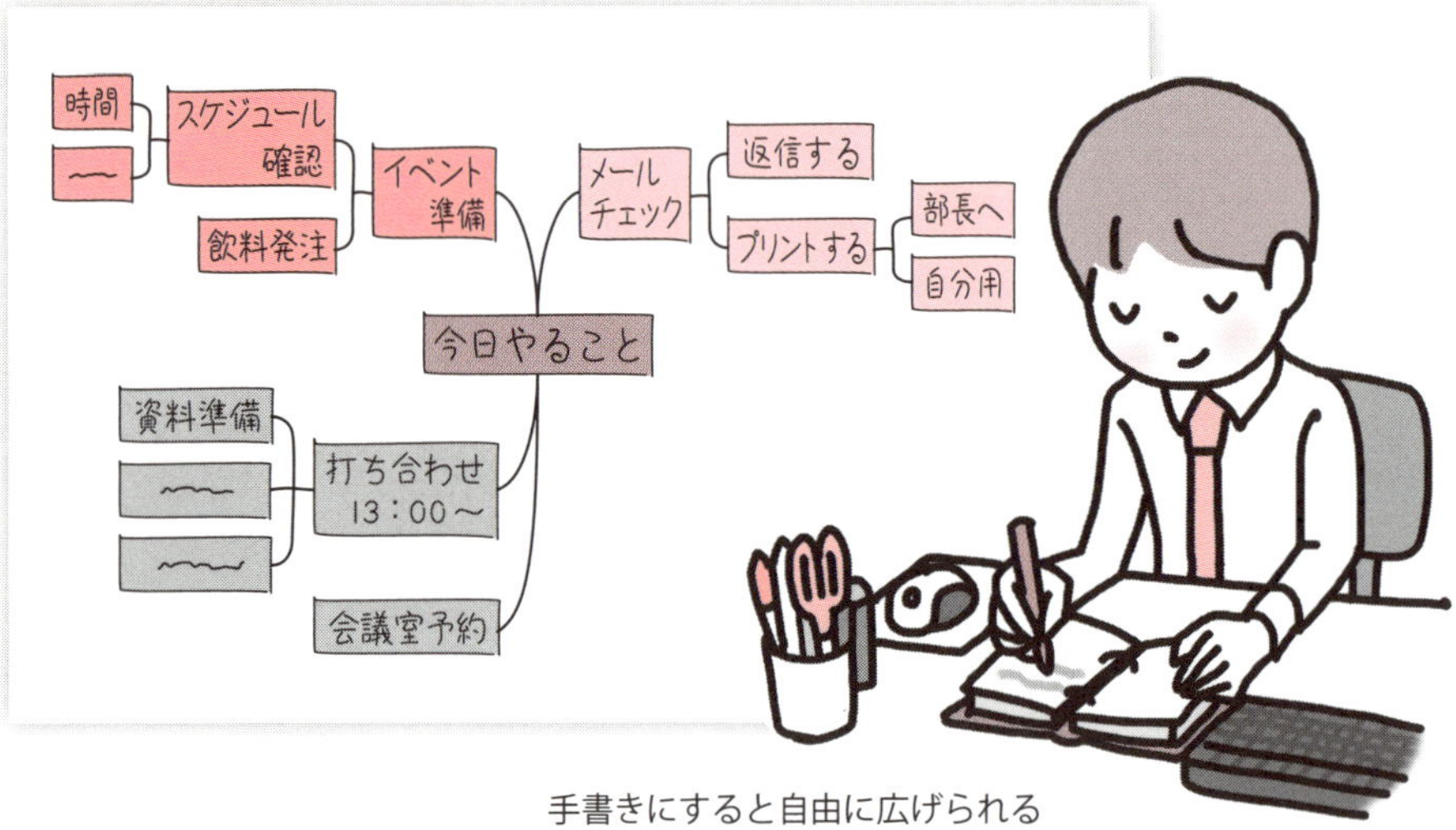

手書きにすると自由に広げられる

「朝イチ」でその日の予定を書き出す

計画的に作業を進めるために、まず全体をつかむことから始めましょう。朝、仕事を始める前に、その日やることを書き出し、順番を決めます。

仕事中に別のことを考えはじめても、これを見ることで、もとの作業に戻る役にも立ちます。

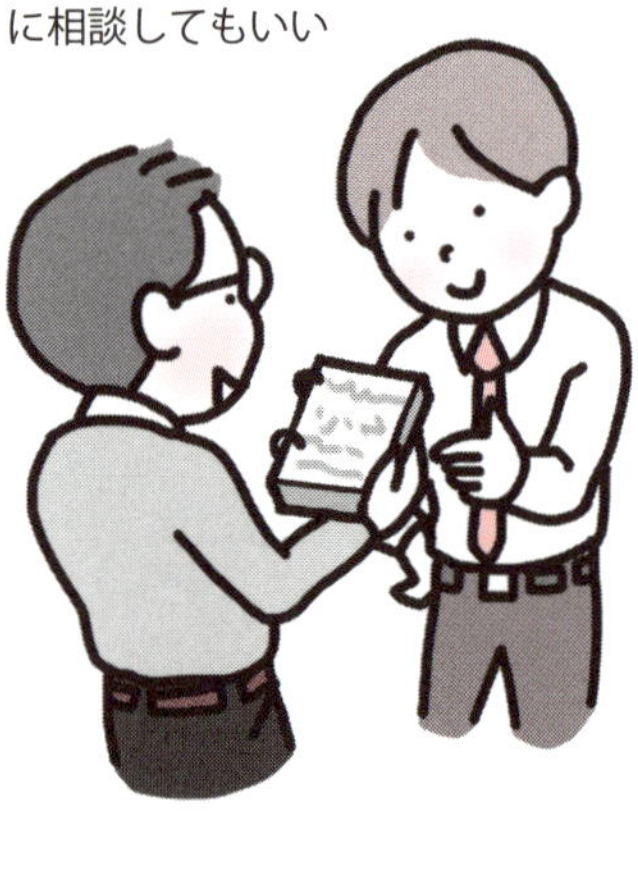

作業の順番（優先順位）がわからなければ、上司に相談してもいい

やる順番を決める

マインドマップにやる順番を書いてもいいでしょう。そのほか、リストや付箋を活用する方法もあります。

付箋

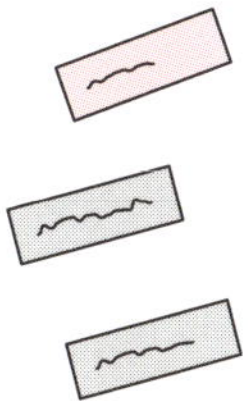

その日やることを１件ずつ付箋に書いていく

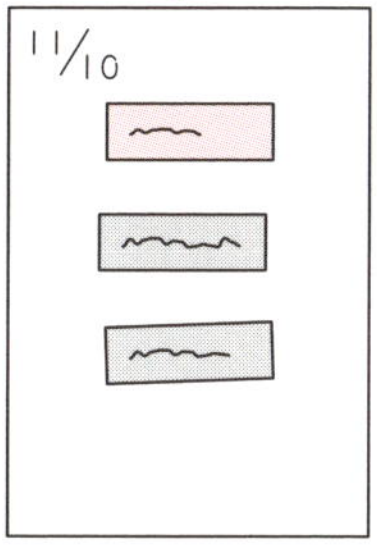

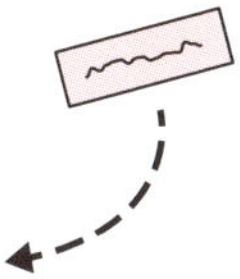

やる順番を決め、別の紙に貼っていく。新たな作業が出てきたら、付箋に書き、順番を決めて貼り直す

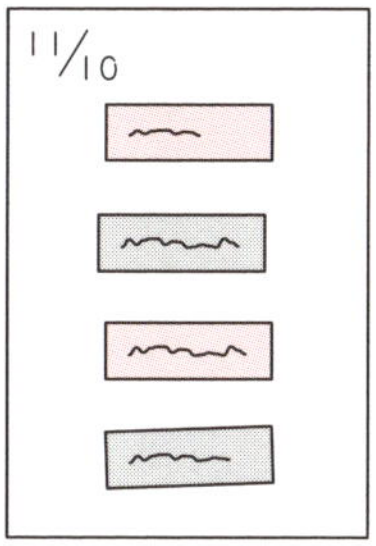

作業がすんだら、付箋を捨てる

よい点

イレギュラーな作業に対応しやすい

リスト

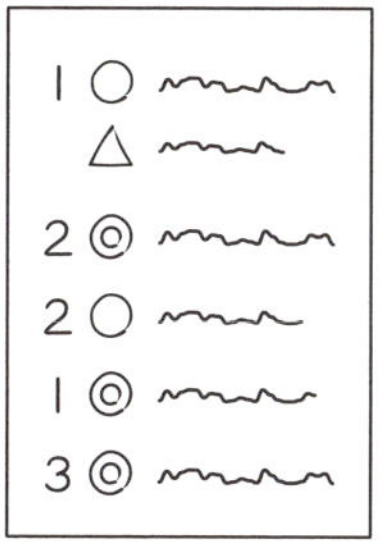

その日やることを箇条書きにして、重要なものに◎、やるべきことに○、今日でなくてもいいことに△をつける。さらに同じマークのなかで順番をつける

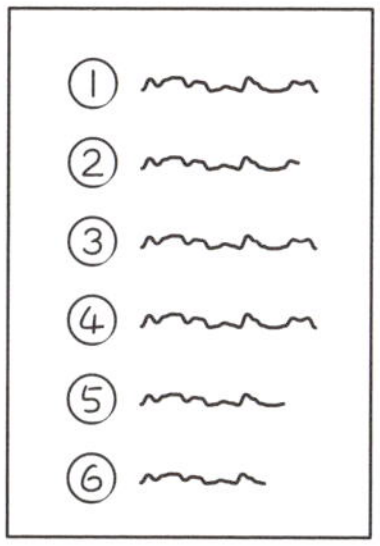

◎の１から順に並べて番号をふり直しながら清書する

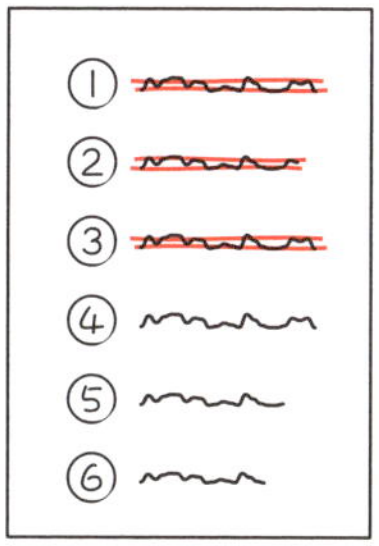

作業がすんだら、二重線で消す

よい点

やったことがわかるので、達成感が得られる

見て楽しい「TODOリスト」をつくる

仕事を計画的に進めるためにも、約束を忘れないためにも、TODOリストをつくるのはよい方法です。持ち歩けるように、小さい手帳を使っている人や、ネットのアプリを利用している人もいます。

一週間単位か一ヵ月単位で

やることや予定を記入するリストを「TODOリスト」といい、手帳などを利用して作成している人は多いようです。いろいろなタイプの手帳がありますが、ADHDの人には一週間単位のものがおすすめです。長期的な計画が苦手なら、一ヵ月単位の手帳でリストをつくりましょう。どちらの場合も、一日の予定は別に「朝イチ」でつくります（↓P22）。

リストに書くことや見ることを忘れないように、見やすく楽しいリストにするといいでしょう。

こころがけたいこと

TODOリストをつくるとき、こころがけたいことがあります。

つめこまない

ADHDの人は、仕事をつめこみすぎる傾向があるので、リストには余裕をもたせる

見たくなるように

リストを見るのは自分だけ。見たくなるような楽しいリストにしよう

重要なものだけ

記入しすぎる傾向がある。書き込みが多いと混乱のもと。重要なものを単語で記入

体験談

TODOリストで自分が変わった

小学生用の連絡帳を利用してTODOリストをつくり、いつも持ち歩いています。一週間単位でやることを書き、できなかったら、すぐに翌週に書いています。

こんな小さなリストですが、書きはじめてから自分の生活がガラリと変わりました。約束を守れるようになったし、むだなことに時間をとられなくなりました。

いちばん大きいのは、TODOリストを持っていることじたいが安心につながったことです。どうだったかな、だいじょうぶかなと不安になったら、リストを見ればいいからです。（30歳、営業）

1週間単位の例

広げた見開きページが1週間単位の手帳は使いやすいでしょう。余白にメモ欄があると便利です。ノートを利用して自分でつくってもいいでしょう。

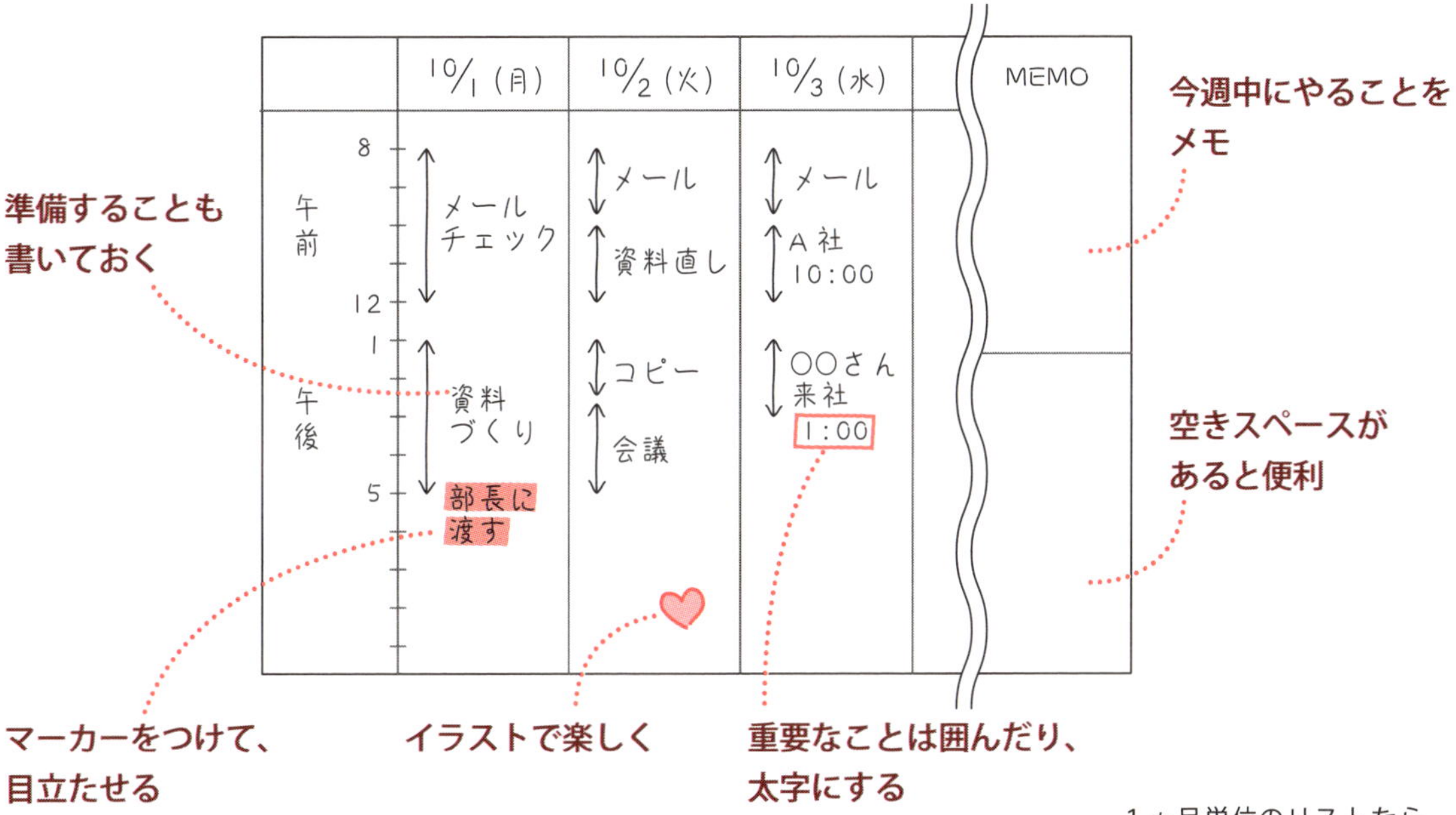
10/1(月)
10/2(火)
10/3(水)
MEMO
8
午前
12
1
午後
5
メールチェック
資料づくり
部長に渡す
メール
資料直し
コピー
会議
メール
A社 10:00
○○さん来社
1:00
今週中にやることをメモ
準備することも書いておく
空きスペースがあると便利
マーカーをつけて、目立たせる
イラストで楽しく
重要なことは囲んだり、太字にする

1ヵ月単位のリストなら、全体を見る力もついてくる

大事なものは体から離さないのが基本。スマホも首から下げておこう

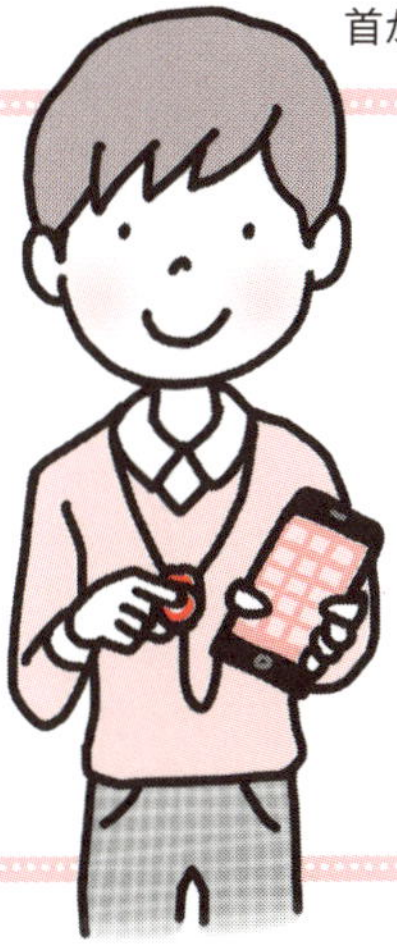

スマホのアプリの利用も

スマホやタブレット端末で、TODOリストをつくっている人も多いようです。

①グーグルカレンダー

スケジュール管理のツールです。予定を色分けして書くことや、詳細な予定まで書き込むことができ、変更も可能。定期的にくり返される予定も簡単に設定できます。

②リメンバー・ザ・ミルク

タスクが管理できるアプリです。予定やタスクを登録しておき、「三回以上締め切りを延期しているもの」「『あとで考える』と書いてあるタスク」などと検索すると、該当するタスクが表示されます。また、締め切りを通知するだけでなく、取りかかり時間まで教えてくれます。

気分をもりあげて、先延ばしにしない

ＡＤＨＤの人の多くが、「いつまでも作業が手につかず、結局、間に合わなかったり、中途半端になったりする」と言います。この「先延ばし」は特性のひとつに挙げてもいいほど、共通の悩みです。

苦手意識をもたないように

作業の進行を管理するには、スタートが肝心です。しかし、ＡＤＨＤの人には先延ばしの傾向があり、自分でも作業にとりかかるのが苦手だと思いこんでいます。

その苦手意識がブレーキになっています。苦手意識をもつのをやめ、「意外とできるぞ」と思うようにしましょう。それだけで、気分がもりあがってきます。

スタートの回数を減らすのもひとつの方法です。やることの切り替えの回数を減らすのです。また、同じ作業を小分けにする、集中を持続する力をつけるなど、工夫してみましょう。

長期的な作業なら

長期にわたる作業の進行の管理が苦手という人がいます。ＴＯＤＯリストを月単位などで書いて、まず全体を把握します。

1 全体をつかむ

作業の内容を箇条書きにする

2 並べ替える

やる順番に並べ替えて書き直す

3 締め切りを設定する

一つひとつの作業に締め切りを書き込む

4 公表する

自分を追い込むために、上司に自分の予定を言ってしまおう

ここが重要！

本来の締め切りより早めに設定すること。早く終わったら次の作業にとりかかる。これをくり返せば、進行にも気持ちにも余裕ができる。見直すこともでき、ミスも減る

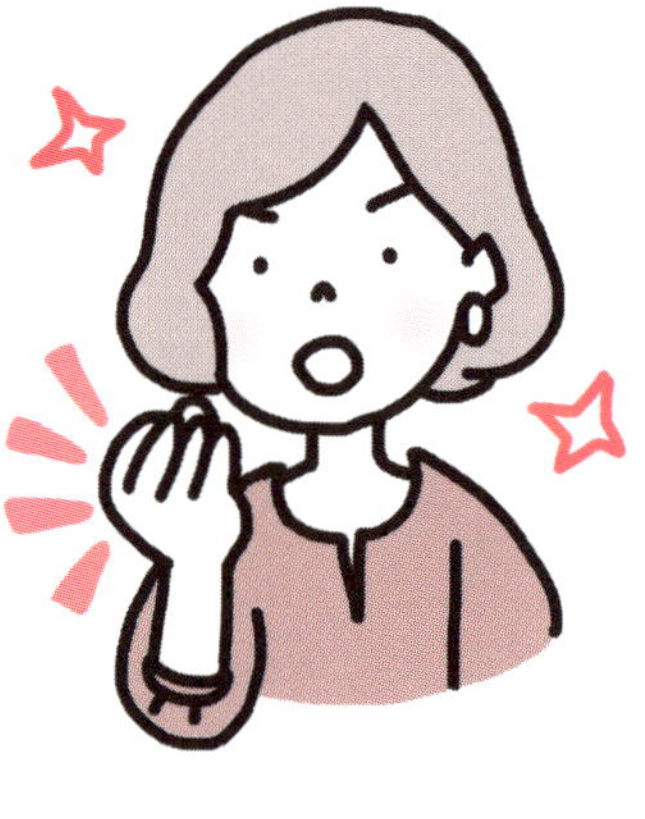

言ったからには、守らねば

気分をもりあげる

先延ばしにしてしまう大きな原因は「面倒くさい」こと。スタートの前にハードルを下げてしまえば、「できそうだぞ」と、気分がもりあがってきます。

❶「その気」をつくる

やるべきことにいきなり向き合わないで、雰囲気を高め、徐々にやる気をつくりだす

いすに座る

↓

関連することを始める

資料を眺める、手近な紙に自分の名前を書く、など

↓

作業スタート

いつの間にかスタートしている

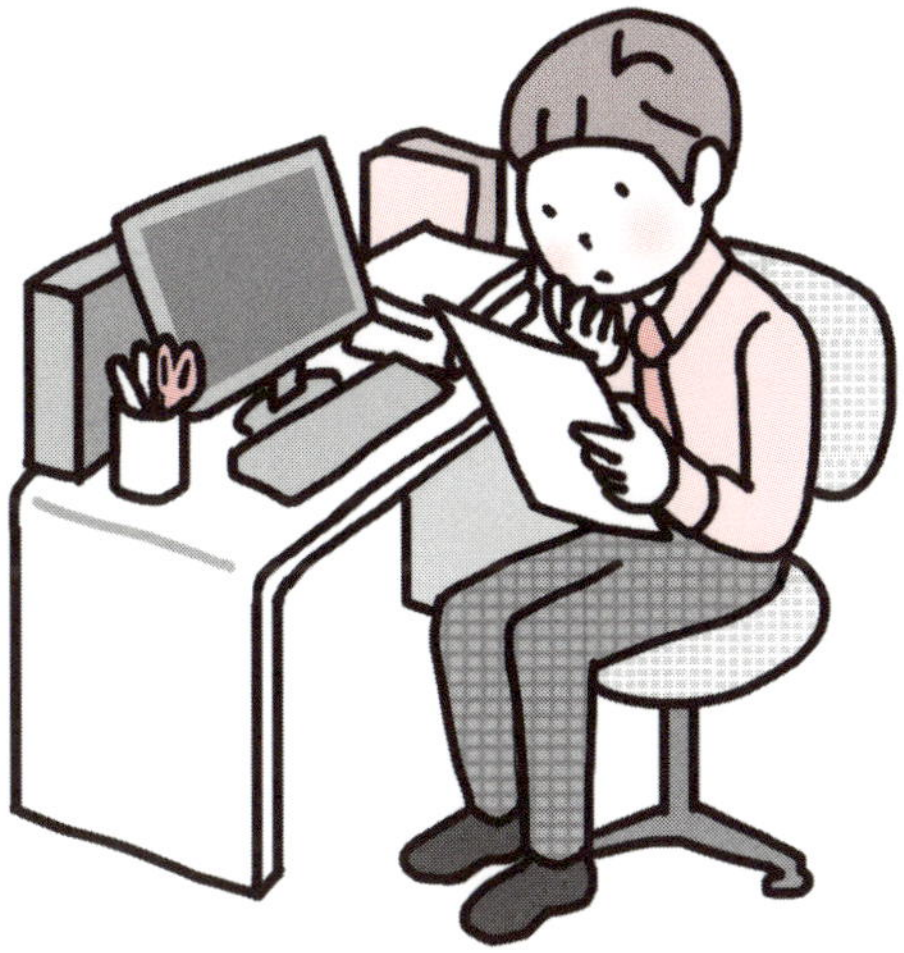

最初は、資料をぼんやり眺めているだけ。そのうち、つい読んでしまうことも

❷クエスト化する

クエストとは探索、冒険の旅などの意味。作業はゲームで、クリアすると報酬の獲得、ゲームが進行するなど、作業をすることをクエスト化してとらえる

❸やることに変化をつける

集中力が持続できないので、同じことを続けず、仕事に変化をつける。体を動かす作業を組み込むとよい

午前中は外まわり

↓

午後は社で資料探し

❹自分を追い込む

自分でギリギリの状態をつくる。「やらなきゃ終わらない」と言い聞かせるなど、自分を追い込む

時間を守れない原因をつきとめる

ＡＤＨＤの人は、時間の管理がうまくできません。先延ばしにする、探し物で時間のロスをするなど、いくつかの原因がありますが、もっとも影響するのは、時間感覚の問題です。

原因と対策

時間の管理がうまくいかない原因は、人によって違います。自分なりの原因と対策を考えてみましょう。

原因　時間感覚の問題がある

時間の感じ方に問題があり、作業時間の見込みが立てられない

対策　時間の感覚をつかむ

- 日常的な作業をおこなうとき、どのくらいの時間がかかるか、はかってみる。食事、入浴など生活感覚でつかむ
- 30分など時間を設定してアラームを鳴らし、体感する

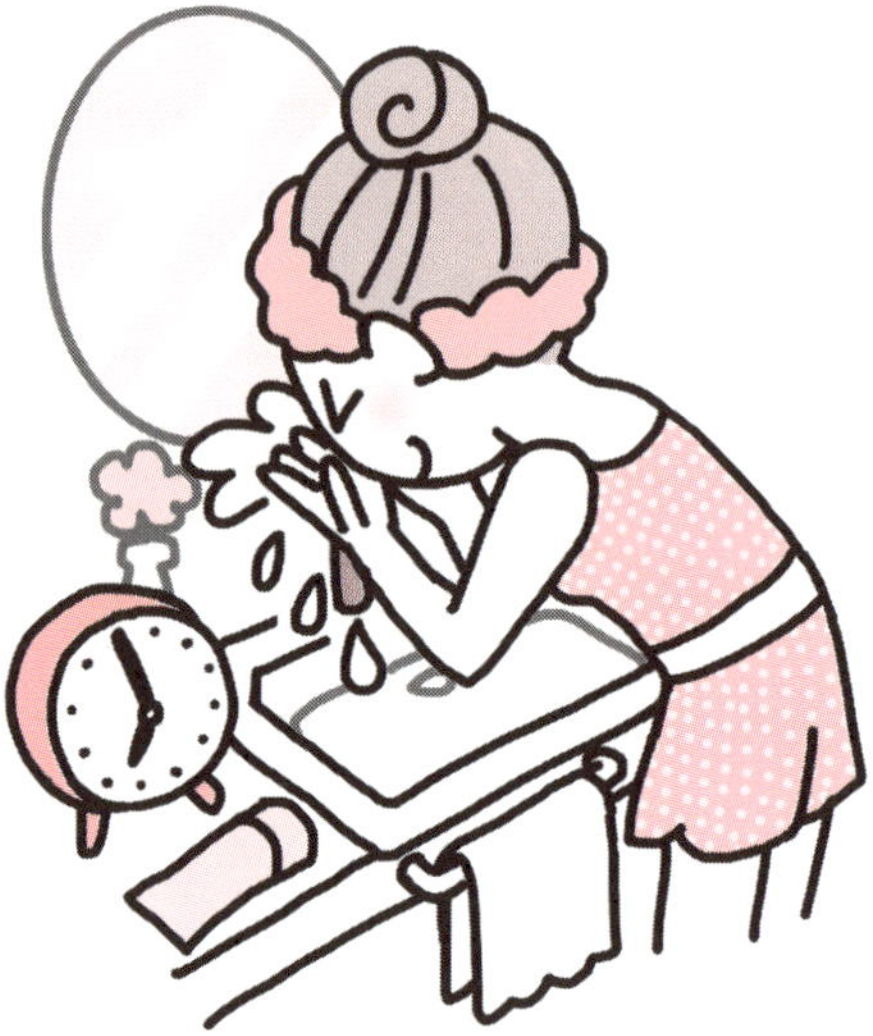

洗面、歯磨き、髪をとかすなど細かく区切らず、朝洗面所にいる時間ぐらいの、大まかな枠ではかる

対策　アナログ時計にする

アナログ時計なら、針の動きから、時間を目でとらえることができる

目につくところにアナログ時計をかけておこう

対策　トラブル前提で予定を立てる

スケジュールを組むとき、忘れ物や探し物などのトラブルが起こることを見込んで予定を立てる

原因 **気分がうつる**

職場に着ていく服が決められない、朝食が決められないなど、遅刻の原因が、朝のしたくで気分がうつるなど

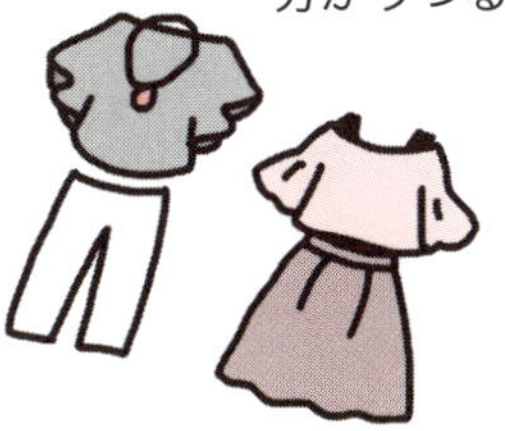

対策 朝食は毎日同じメニューにする。休日最後の夜に、翌週の服をすべて決めて、ハンガーにつるしておく

原因 **生活リズムが乱れている**

遅刻の原因として、昨晩寝るのが遅くて朝起きられなかったなど、睡眠や食事の時間がずれていることがある

対策 就寝と食事の時間を決めて守る。まずは夜更かしをやめる（→P52）

原因 **時間の逆算ができない**

締め切りから逆算してスケジュールが立てられない

対策 P28の方法で時間感覚をつかむ。あるいは、同じ作業をする人と一緒に行動する

原因 **次の行動にうつれない**

先延ばししたり、優先順位がわからなかったりする

対策 計画性や進行管理の問題と通じる（→P22、P26）

原因 **忘れ物や探し物で時間をロスする**

なにかをしようと思っても、まず道具や書類を探す羽目に陥る。探しても見つからないこともある

対策 ものの管理をしっかりすることで、時間のロスがなくなり、時間の管理ができるようになる（→P30、P32）

時間感覚の問題と自分なりの原因を分析

ＡＤＨＤの人が仕事上の困難をかかえる背景に、時間感覚の問題があります（↓Ｐ15）。健常者とは時間の感じ方が違うのです。例えば三〇分といっても、感じ方がずれる人もいるし、さっぱりわからないという人もいます。

ほかにも時間を守れない原因はいくつかあるので、まず自分なりの原因をつきとめるのが先。そのうえで、対策を考えます。

「明らかにいらないもの」を処分する

大事なものをなくす、忘れる、探すなど、ＡＤＨＤの人は、ものの管理に苦労しています。まず、いらないものを処分しましょう。それが片づけのスタートです。

ものの量を減らし移動させない

片づけが苦手という人は多いようです。なにより大きな原因は、ものの量が多すぎること。いらないものを処分しましょう。

「どれがいらないかわからない」と言わず、よく見てください。明らかにいらないものはあるはずです。職場なら、仕事に関係ないものは、いらないものです。それでもわからなければ、信頼できる人に相談しましょう。

次に定位置を決めます。定位置は、使ったら戻しやすいよう、ラベルを貼るなどして、わかりやすくしておきます。

ものの管理の基本

ものの管理で大切なのは、減らすことと移動させないこと。移動させないことのうちには、定位置を決めることと、使ったら戻すことが含まれます。

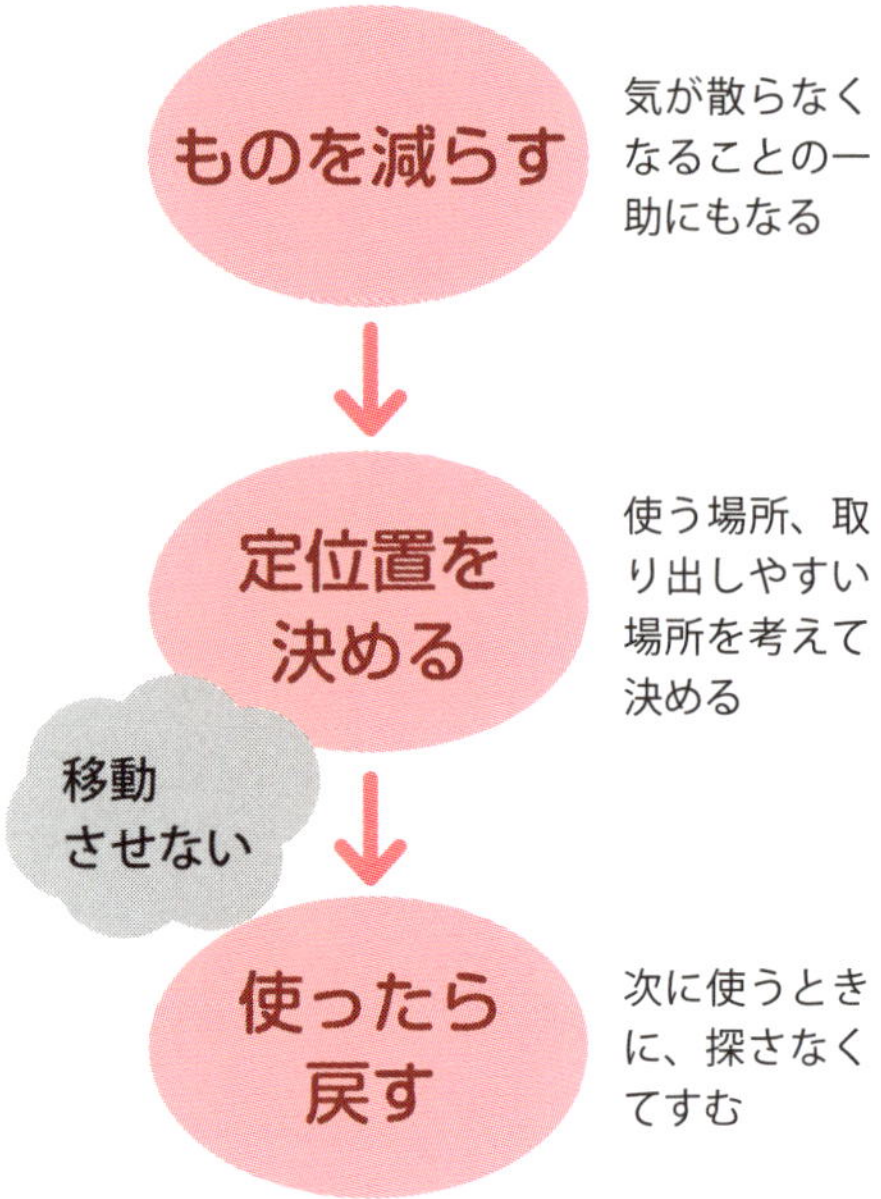
ものを減らす
気が散らなくなることの一助にもなる
定位置を決める
使う場所、取り出しやすい場所を考えて決める
移動させない
使ったら戻す
次に使うときに、探さなくてすむ

もの探しでやりがちなこと

デスクの上のものを探すとき、「どこいった」と持ち上げたものを別のところへ移動させていませんか。これは、どんどん散らかる探し方。持ち上げた書類もなくなっていくことになります。

意外と気づいていないことですが、持ち上げたものは、もとの場所に戻しましょう。

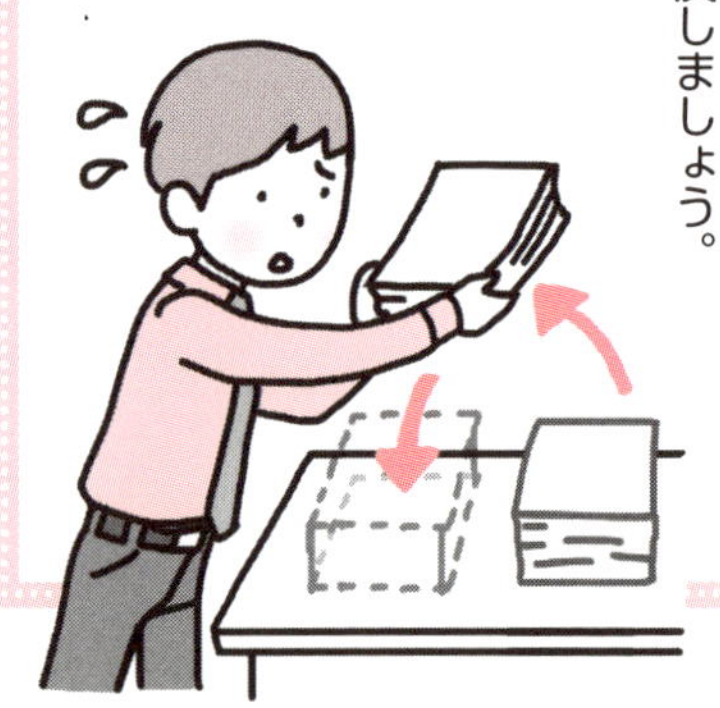
探すことで、さらにものをなくしていく

書類——３つに分ける

紙の書類の管理は悩みのたね。細かく分けず、３つに分けます。Ａ４サイズの紙が入る箱を３つ用意して、どんどん入れましょう。

いる

箱に入れた書類は、クリアファイルを利用して入れなおす。クリアファイルの中の背側に大きめの付箋をつけて、中身がわかるように書いておく。作業別にファイルを色分けする

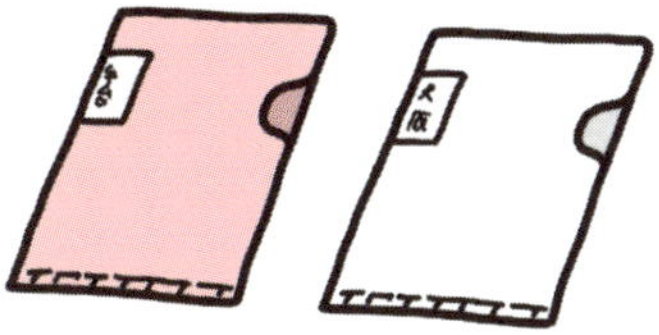

立てて並べても
中身がわかる

いらない

情報漏洩に注意して処分する

シュレッダーにかけるなら、その前に上司に確認するほうが無難

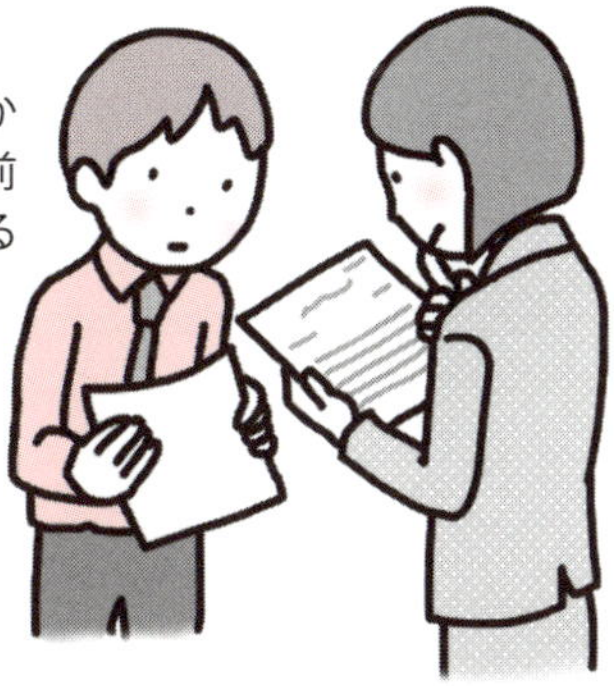

わからないなら
上司に確認

保留

判断に迷うものを入れる。１ヵ月などの一定期間をおき、改めて、いる・いらないを判断する

アイコン——3列まで

パソコンの画面にアイコンが多すぎると、必要なデータが見つからなかったり、使うファイルを間違えたりします。データの片づけも必要です。

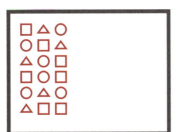

パソコンの画面のアイコンは３列までが目安

- **いらないファイルを整理**
  重複しているもの、もういらないものを整理する
- **バックアップをとる**
  消去するのが心配ならクラウドなどに保存
- **ルールをつくる**
  ファイル名のつけ方にルールをつくる。
  例：プロジェクト名―作業名―日付

デスクまわりは見た目をスッキリさせる

デスクまわりは、ものが乱雑に置かれていると、目につきやすいところです。使ったらもとに戻すためには、あまり細かく定位置を決めないことがコツです。見た目に片づいている感じにしましょう。

デスクまわり

定位置は大まかに決めて、戻しやすくしておきます。

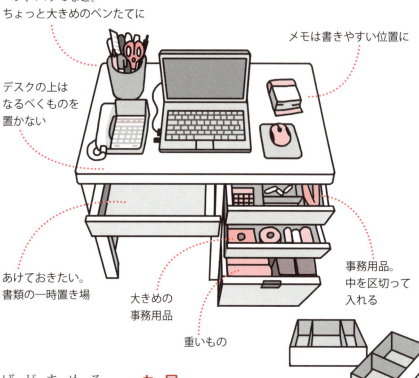

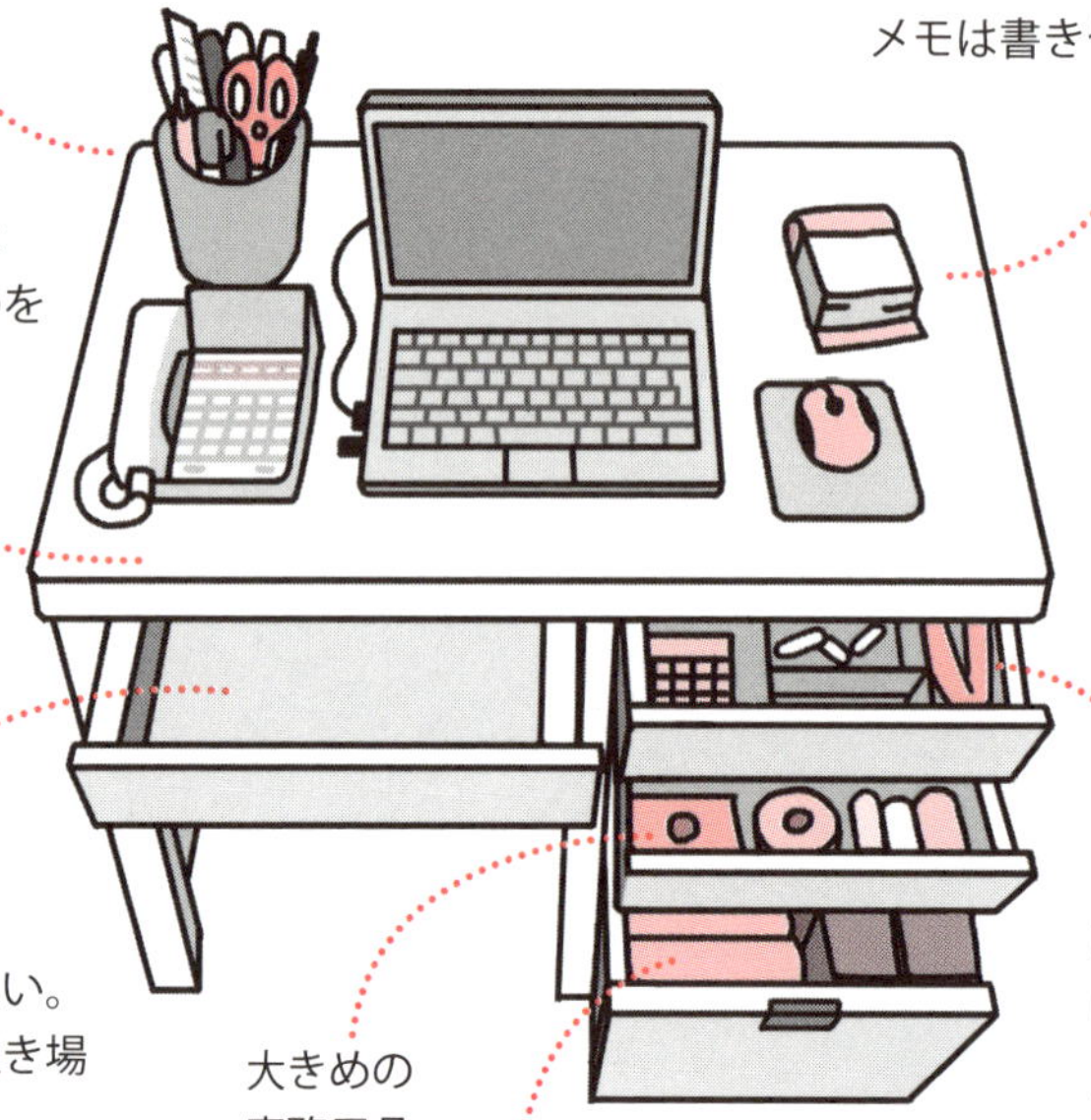
ペン、ハサミなど。
ちょっと大きめのペンたてに
メモは書きやすい位置に
デスクの上は
なるべくものを
置かない
あけておきたい。
書類の一時置き場
大きめの
事務用品
重いもの
事務用品。
中を区切って
入れる

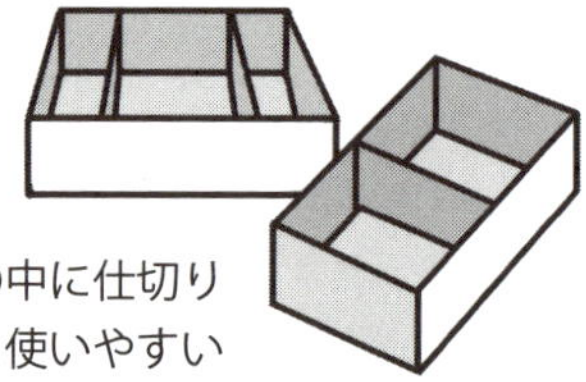

引き出しの中に仕切りをつくると使いやすい

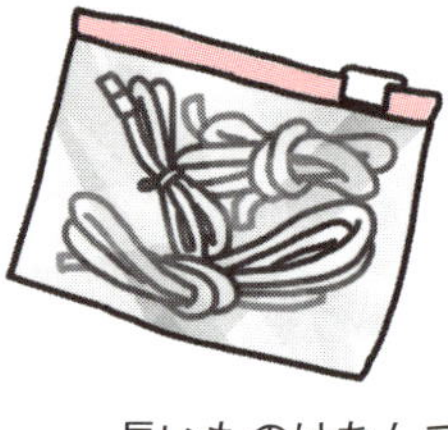

長いものはなんでもクリアケースに入れるなど、ざっくりまとめる

見た目優先でものをまとめる

いらないものを処分したら、いるものを片づけます。定位置を決め、使ったら戻すことをくり返します。その状態を一ヵ月保つことができたら、自分にごほうびをあげることにしましょう。

2

働きやすくするために
対人関係

失言をしては後悔していませんか。
対人関係がうまくいかないとき、
自分を責めるのはやめましょう。
発言はややひかえめに。
そして笑顔がポイントです。

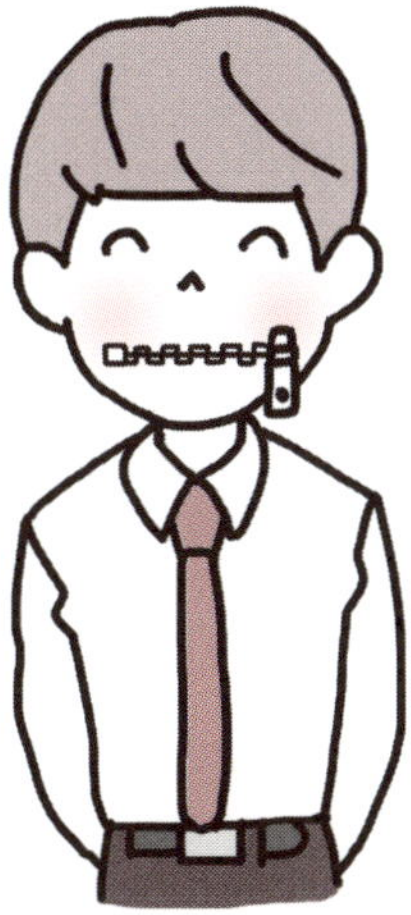

波風をたててしまい、良好な関係を保ちにくい

ADHDの特性としては、コミュニケーションじたいの障害はないのですが、多くの人が対人関係で悩みをかかえています。仕事の進め方の困難と同じかそれ以上に、本人の深刻度は高いのです。

困難の例

職場の上司や同僚と、コミュニケーション上のトラブルを起こすことがあり、対人関係での困難があります。

失言してしまう

よく考えずに、余計なことや失礼なことを言ってしまい、後悔する

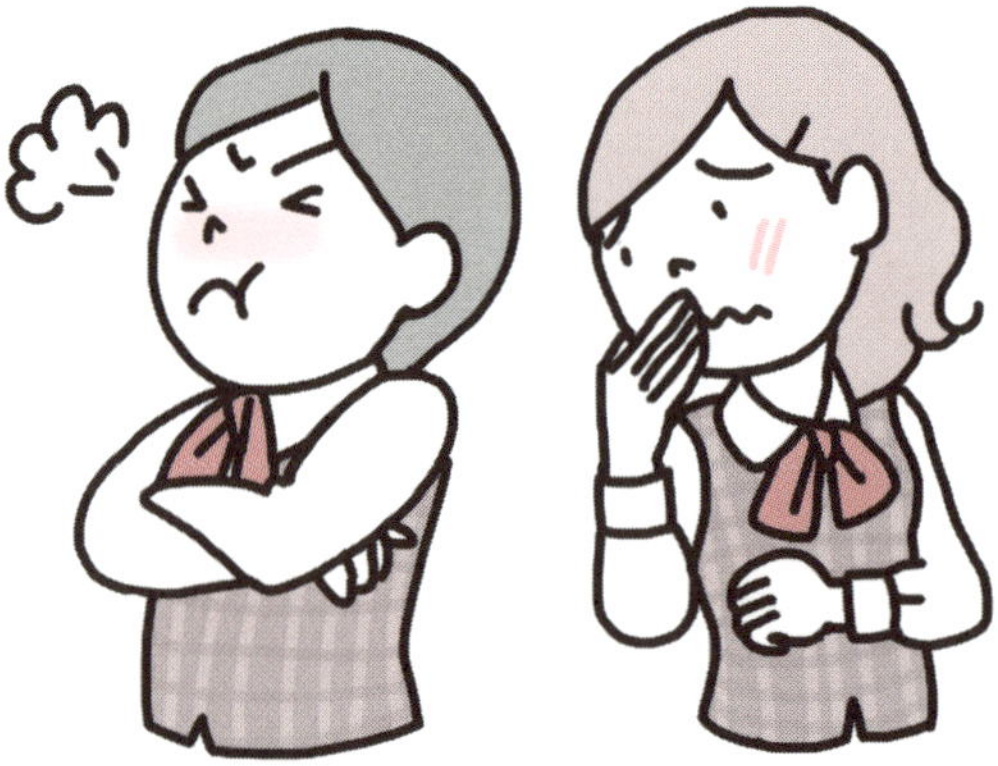

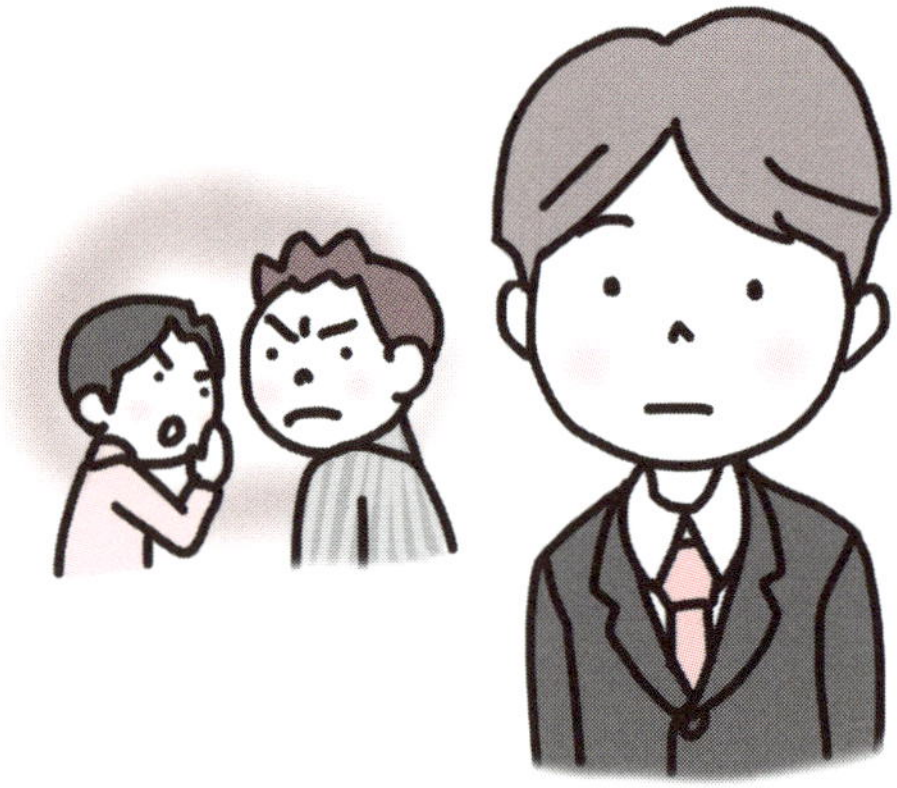

空気が読めない

状況を広く客観的に見ることができず、空気が読めないため（相手の気持ちが読める人もいる）、孤立しがち。自閉スペクトラム症の特性が併存している場合に、よく見られる

怒りっぽい

衝動性があって、カッとなりやすい。その怒りを抑えられず、言動に出してしまうことも多い

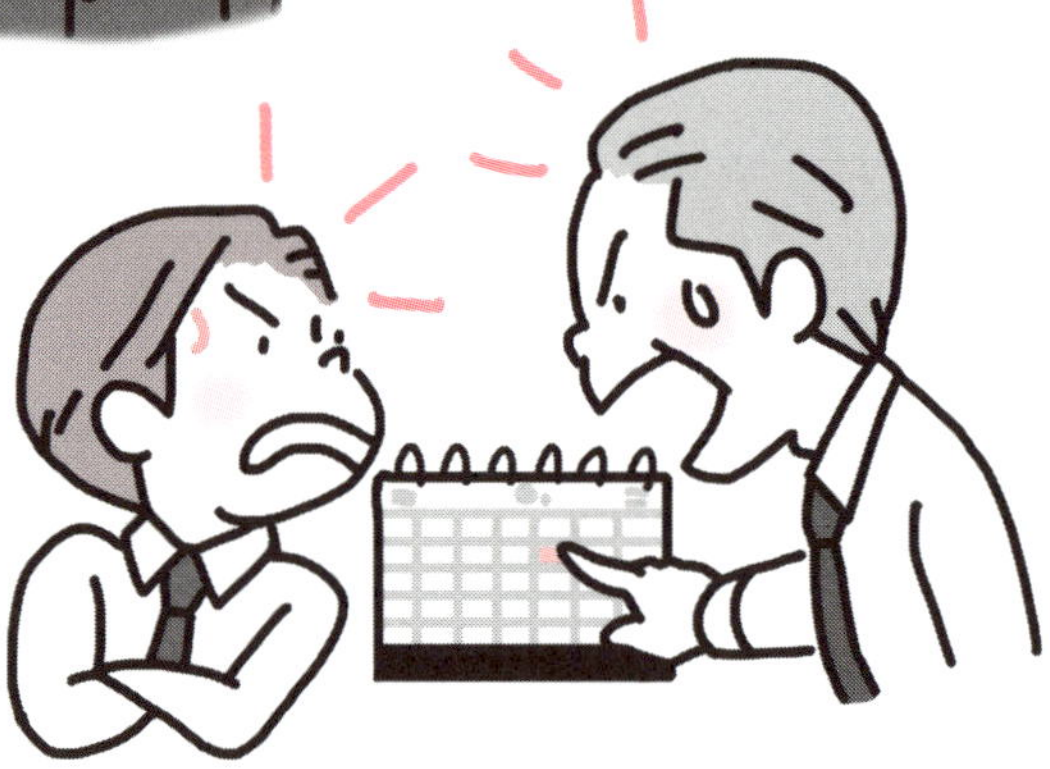

対人関係の困難

ＡＤＨＤの特性があって、結果としてコミュニケーションや対人関係の困難があります。

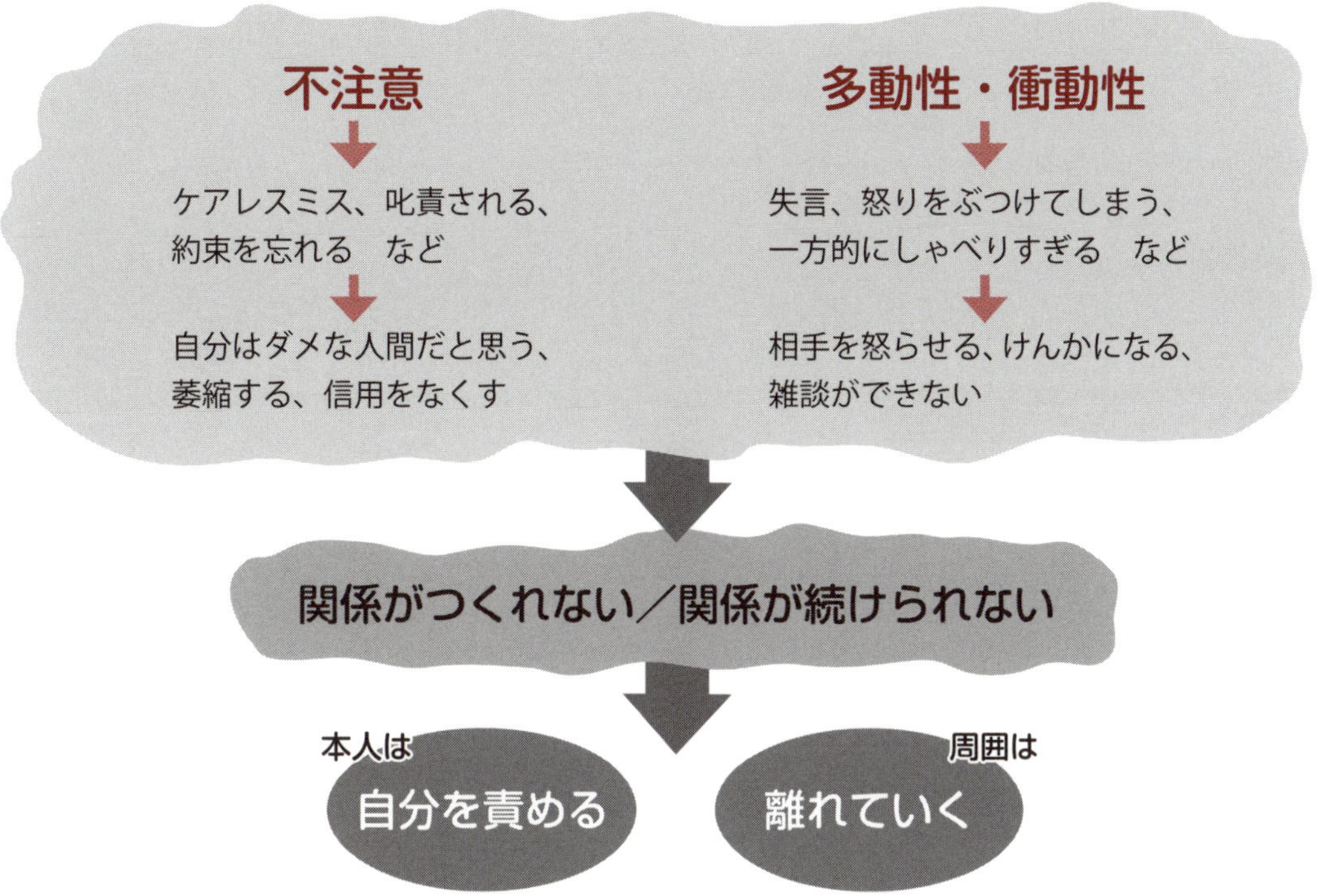
不注意
ケアレスミス、叱責される、
約束を忘れる　など
自分はダメな人間だと思う、
萎縮する、信用をなくす
多動性・衝動性
失言、怒りをぶつけてしまう、
一方的にしゃべりすぎる　など
相手を怒らせる、けんかになる、
雑談ができない
関係がつくれない／関係が続けられない
本人は
自分を責める
周囲は
離れていく

まず

自分の努力を認めよう

なかなかうまくいかないかもしれませんが、人いちばい努力しています。その努力を認め、あまりにも自分を責めるのはやめましょう。

性格が悪いと誤解されがち

コミュニケーションの障害というより、衝動性によって、周囲とトラブルを起こすことがあります。また、ミスを叱責されつづけ、結果として対人関係がうまくいかなくなることもあります。

本人に悪気はないし、気をつかっているのですが、うまくいきません。傍若無人、無神経、性格が悪いなどと誤解されがちです。

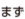

「口にチャック」と「笑顔」で失言を防ぐ

失言してはトラブルを招き、「また余計なことを言ってしまった」と自責感にさいなまれる……。サービス精神から言ったことも、余計なひと言になりかねません。

失言するぐらいなら黙っているほうがいい

衝動的な発言や、考えずに言ったこと、わりこんで発言するなど、会話の上の失敗は、対人関係に影響します。また、場をもりあげようとした発言や、よかれと思って言ったこと、正論などが、失敗につながることもあります。

失言しては後悔している……。それぐらいなら、口にチャックをして、黙っているほうがいいでしょう。無愛想だと怒っているように見えるので、ニコニコと。笑顔は対人関係の潤滑油です。

すぐ口に出る

思いついたことをすぐ口に出してしまいます。衝動性が関係しているほか、ワーキングメモリの弱いことも関係しています。

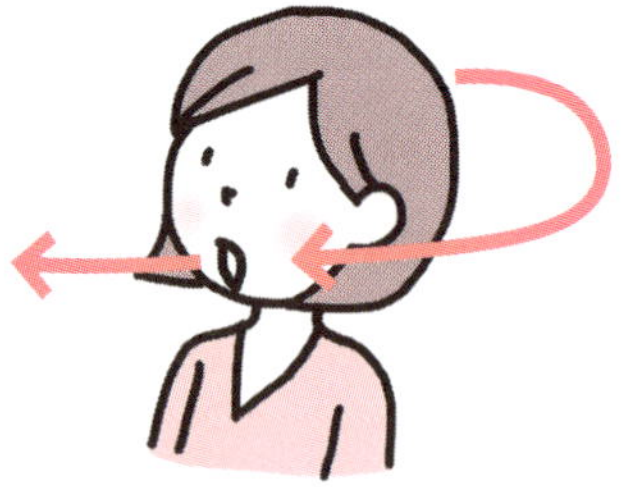
頭に浮かんだことが消えてしまわないうちに、口に出す
ワーキングメモリが小さく、頭に浮かんだことを短期的に記憶する力が弱い

態度も大切

「失礼なやつだ」と思われないように、話すときの態度にも気をつけましょう。

後ろ手を組むのは、エラそうに見える

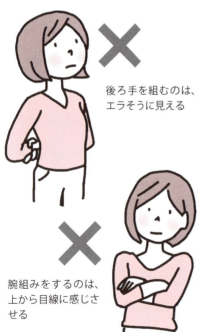

腕組みをするのは、上から目線に感じさせる

失言を防ぐには

ＡＤＨＤの人にとって、発言をがまんするのは苦しいことでしょう。がまんとは待つことですが、ただ待つのは難しいので、待っている間、別のことを考えるようにしてもいいでしょう。そのほか、下記のような工夫をします。

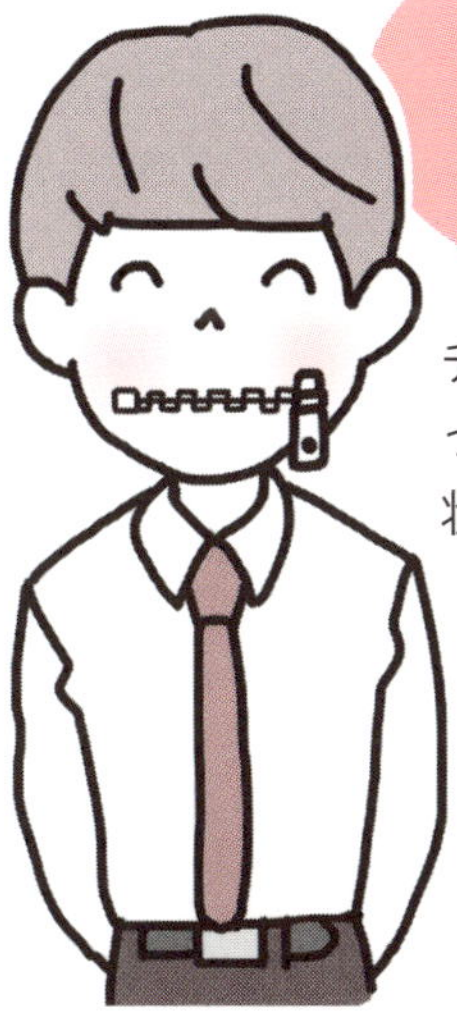

口にチャック

チャックはしっかり閉まっているか、自分の口の状態を想像してみる

人の話にわりこまない

わりこみは迷惑なもの、と思って、がまん

ひと呼吸おく

なにか発言する前に、頭の中で、ゆっくり「ひとぉつ」と数えながら、大きく呼吸する

怒りや文句、言い訳はストップ

→P40

言いたいことは文句や言い訳ではないか。その発言はストップ

話題に注意

うかつに意見を言ってはいけないことがある。発言しないほうが無難な話題とは

容姿　収入　学歴　下ネタ
宗教　政治

会議中なら書いてから発言

話しているうちにまとまらなくなることもある。発言する前に、言おうとすることを箇条書きにして整理してから発言する

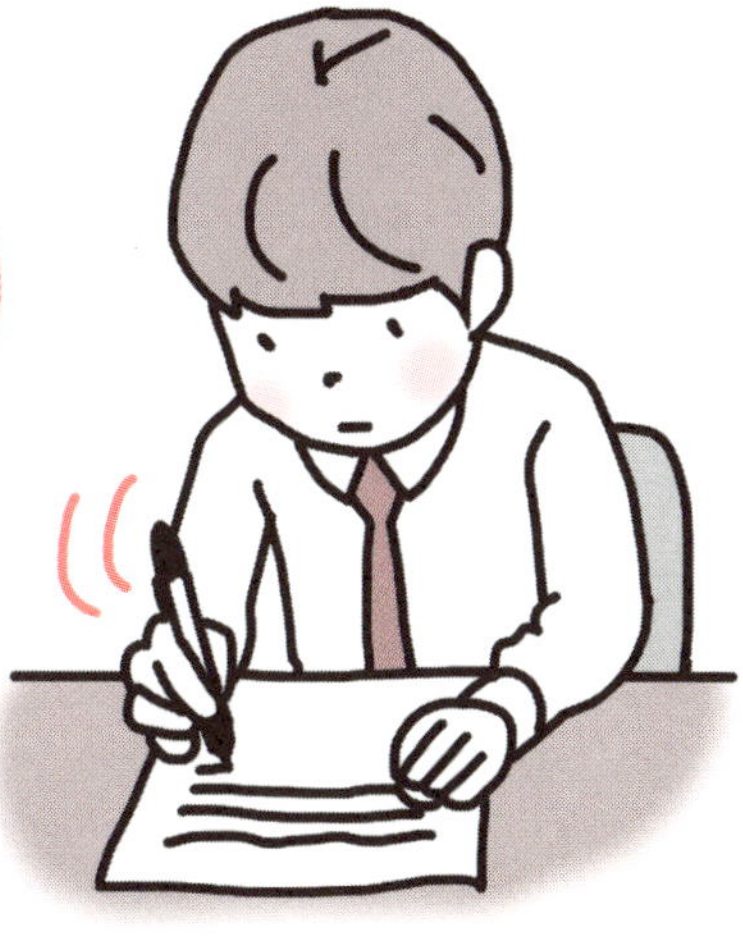

周囲と話のペースや量を合わせる

言動が周囲のペースと合いません。相手の話を聞かず一方的にしゃべっていて、ふと気づくと場の空気がしらけていることも。周囲から徐々に敬遠され、孤立することになりかねません。

ハイペースになりやすい

ＡＤＨＤの人は、会話のペースが周囲と合いづらいのです。思いついたことをどんどん話し、相手の返事を待っていられません。

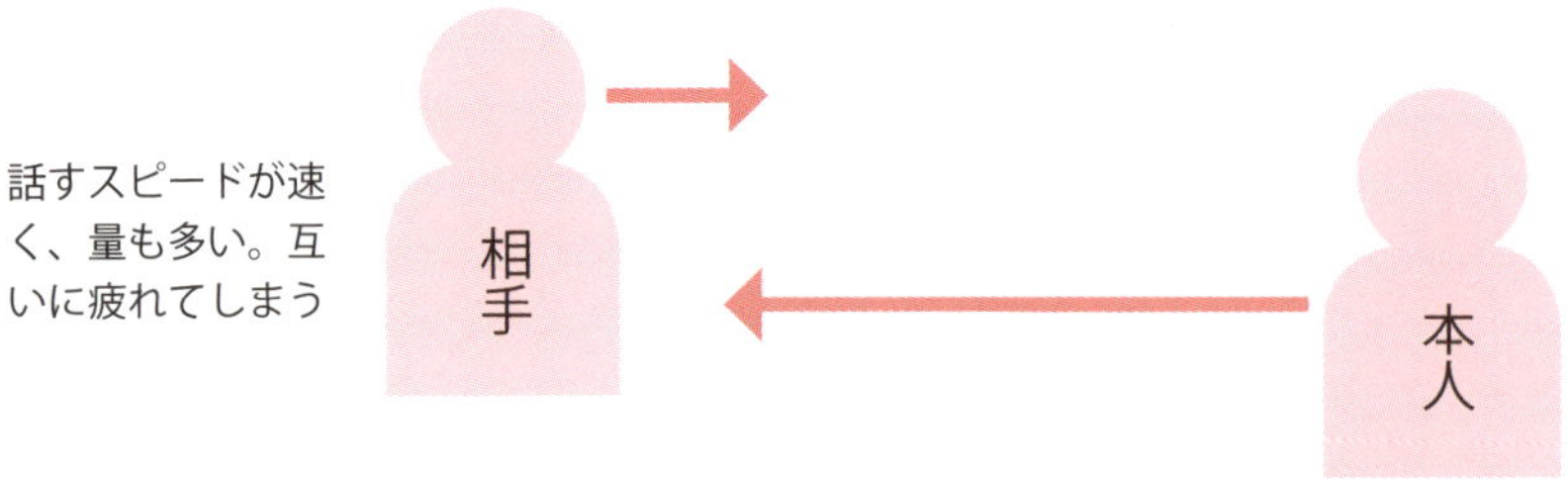
話すスピードが速く、量も多い。互いに疲れてしまう
相手
本人

頭の回転が速すぎる

次々にいろいろなことを思いつく。頭の回転が速い人が多い

↓

一方的に話す

相手の返事を待てない

↓

雑談ができない

集団行動ができない

孤立しやすい

会話とは互いにやりとりするもの

口の多動性・衝動性といった話し方です。思いつくままに話し、しゃべりすぎることもあります。

会話がなりたちにくいのは、聞く苦手さもあります。聞くとは待つことです。ＡＤＨＤの人は多動性・衝動性の特性から、待つことが苦手です。また、相手の話を聞いているうちに、情報量が多くなって混乱し、聞くことに集中できなくなるのも一因です。

会話とは互いの言葉や気持ちのやりとりです。発言をしたくなる気持ちは抑え目に。まずは相手の話を聞くことを意識しましょう。ここでも笑顔が大切です。

相手の話を聞く

会話をするとき、ぜひ意識したいのは、相手の話を聞くこと。話を早く進めたくても、がまんしましょう。

あいづちをうつ

相手の話の合間に、うなずいたり、あいづちをうったりして、話を聞いていることを示す

相手の目を見る

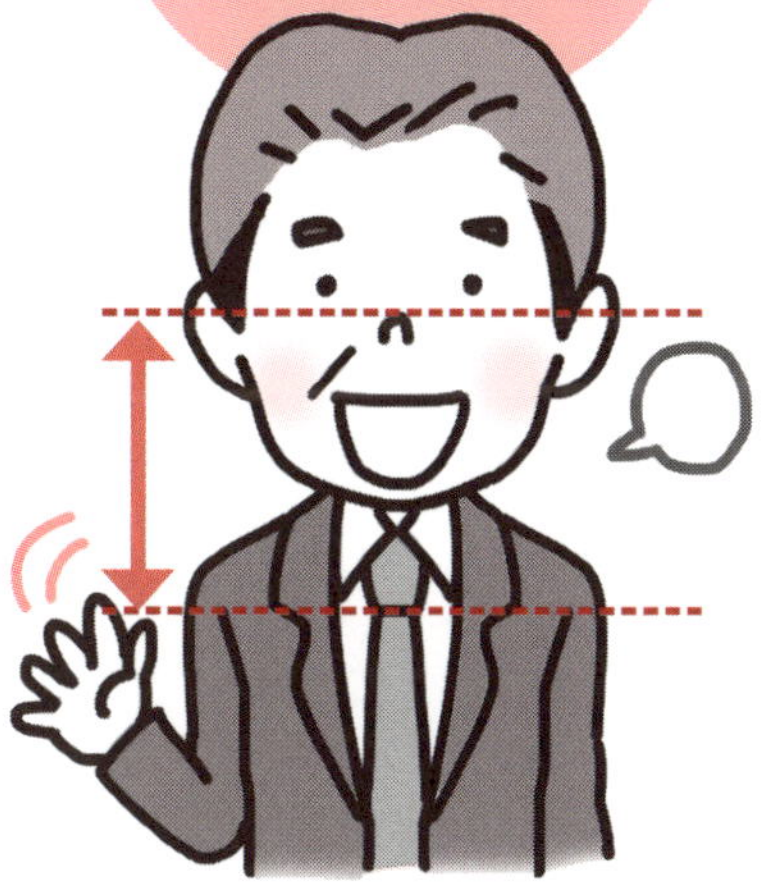

目じたいを見るのが苦手なら、目の少し下を見る。それも苦しいなら、上図のように目の下からえりもとあたりまでを見ていればいい

即断即答しない

例えば仕事の依頼などに、思いつきで返事をしない。仕事をかかえすぎることにつながる

結論を先に言わない

聞いているうちにわかったような気になって、先回りして結論を言うのは、相手をイヤな気持ちにさせる

相手をたてる

相手の気持ちや意図を意識しながら聞く。興味のない話でも、態度に出さないように

質問する

集中を継続できないと、相手の話を聞き逃したり、理解できなくなったりする。集中が切れそうになったら、なにか質問しようという意識で聞くようにする。質問は、相手の話を否定するような方向ではなく、「それでどうなさったのですか」などと話を発展させる方向にすると会話がはずむ

自分の興味のあることばかり言わない

相手にとっては興味のないことかもしれない。相手の表情やしぐさに注意

「アンガーマネジメント」でトラブルを防ぐ

ADHDの人が、対人関係で困難をかかえる大きな原因に、怒りやすさがあります。衝動的にわく怒りを抑えられず、相手にぶつけてしまいます。そして、後悔にさいなまれます。

アンガーマネジメントとは

トラブルに発展させないための、怒りのコントロール法がアンガーマネジメントです。

抑える

怒りで我を忘れないように、冷静さをとり戻します。クールダウンです。例えば、下記のような方法が有効です。

- 深呼吸する
- 「私は大丈夫、私は大丈夫」など、おまじないの言葉を言う
- 数をゆっくり数える
- 水を飲む
- 顔を洗う

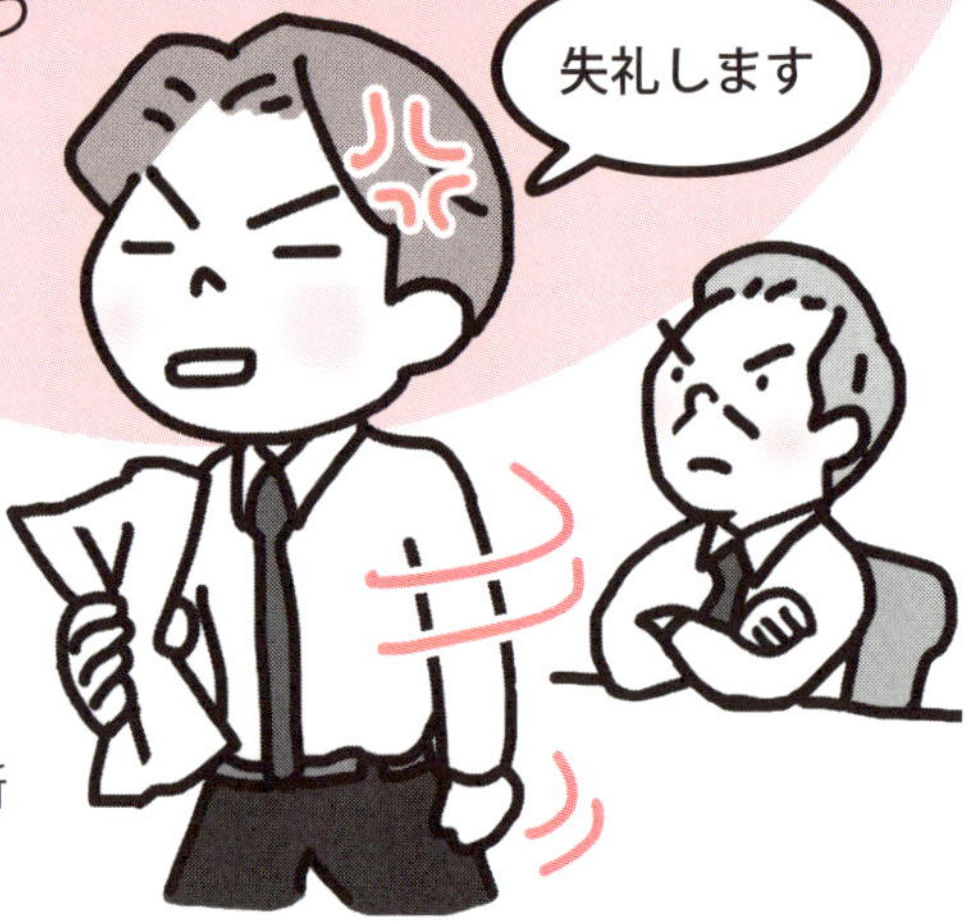

できれば、ひと言ことわって、その場を立ち去る。別の場所に行って、頭を冷やす

怒りは爆発させないことが肝心

だれでも腹を立てることはあるので、怒りがわくことじたいは、不自然なことではありません。爆発させ、相手にぶつけてしまうことが問題になるのです。

怒りがわいても爆発させないように抑えましょう。ただ、抑え込んだままだと、ストレスや、後日の爆発につながります。もともと、怒りを引き起こした原因があるはずですから、怒りが治まったら、冷静に相手に伝えます。

ADHDの人は感情のコントロールが苦手です。ですから、怒りだけでなく、情で仕事を引き受けてしまい、仕事が多すぎて終えられないこともあります。

怒りを爆発させてしまったら

怒りは自分に返ってくる

後悔にさいなまれ、自分で自分に怒ることになりかねない。自己否定感につながる

すぐに謝る

「怒りを爆発させてしまい、申し訳ありません」

伝える

怒りの原因があったはずです。相手を怒らせないように、じょうずに伝えましょう。

I《アイ》メッセージで伝える

「あなたは」を主語にすると、相手を責める口調になりがち。「私は」を主語にして伝えるとよい

Iメッセージの例

「そんな言い方しなくてもいいんじゃないですか！」

▼

「私は、そのようなご指摘を受け、残念に思いました」

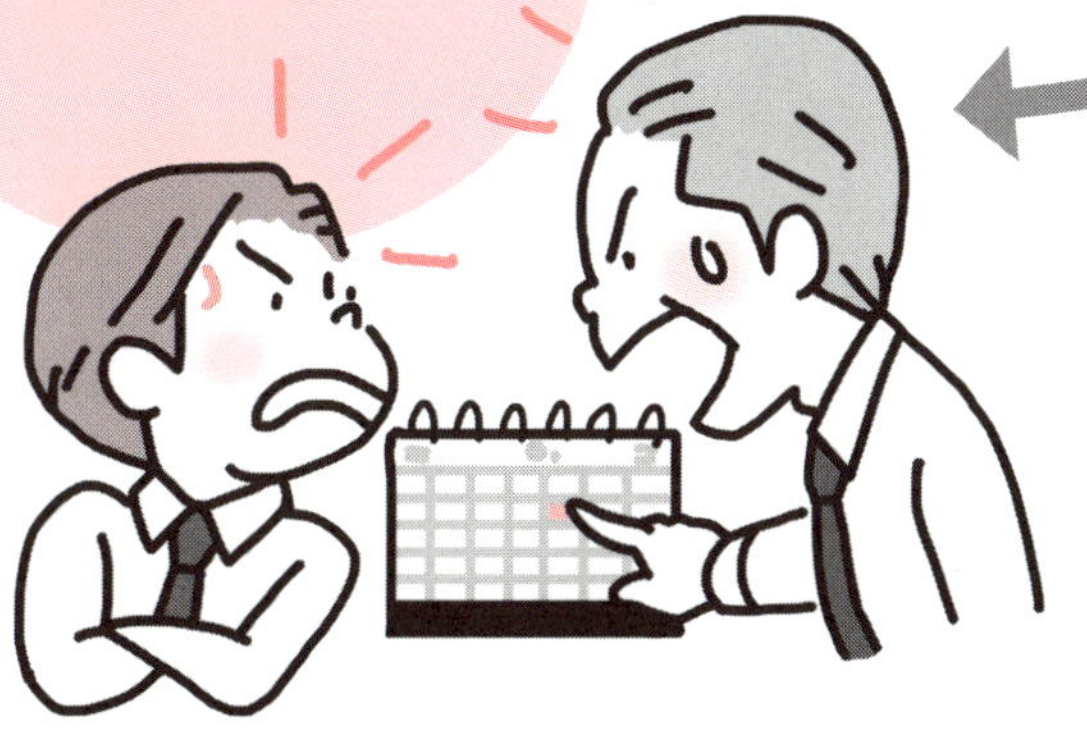

怒りにまかせて暴言を吐く

人に対してネガティブな見方をしない

ＡＤＨＤの人が怒りやすいのは、衝動性のほかに、人に対しての見方、認知のかたよりが関係していることもあります。過去の失敗や叱責の経験から、ネガティブな見方をする傾向があります。

失敗と叱責の経験が重なっているから

ＡＤＨＤは、外見からはわかりにくい障害です。ケアレスミスなどは、周囲の人から「やればできるはずなのに」「怠けているのか」と思われやすく、それが叱責につながることが多くあります。

本人は努力しているのに認められず、失敗を責められてばかりいると、人への信頼感が損なわれていきます。徐々に、人に対してネガティブな見方をするようになったのも、そうした経験のつみ重ねがあったからでしょう。

人に対する見方を変えないと苦しくなる一方です。43ページのように、認知を変えてみましょう。

これが認知行動療法です。ここでは対人関係の困難の対処法として紹介しましたが、社会に適応する力をつけるためにも欠かせない方法です（→Ｐ81）。

感情と事実を分ける

自分を否定されている、と感じるのは感情。そこにある事実を分けて見るようにします。

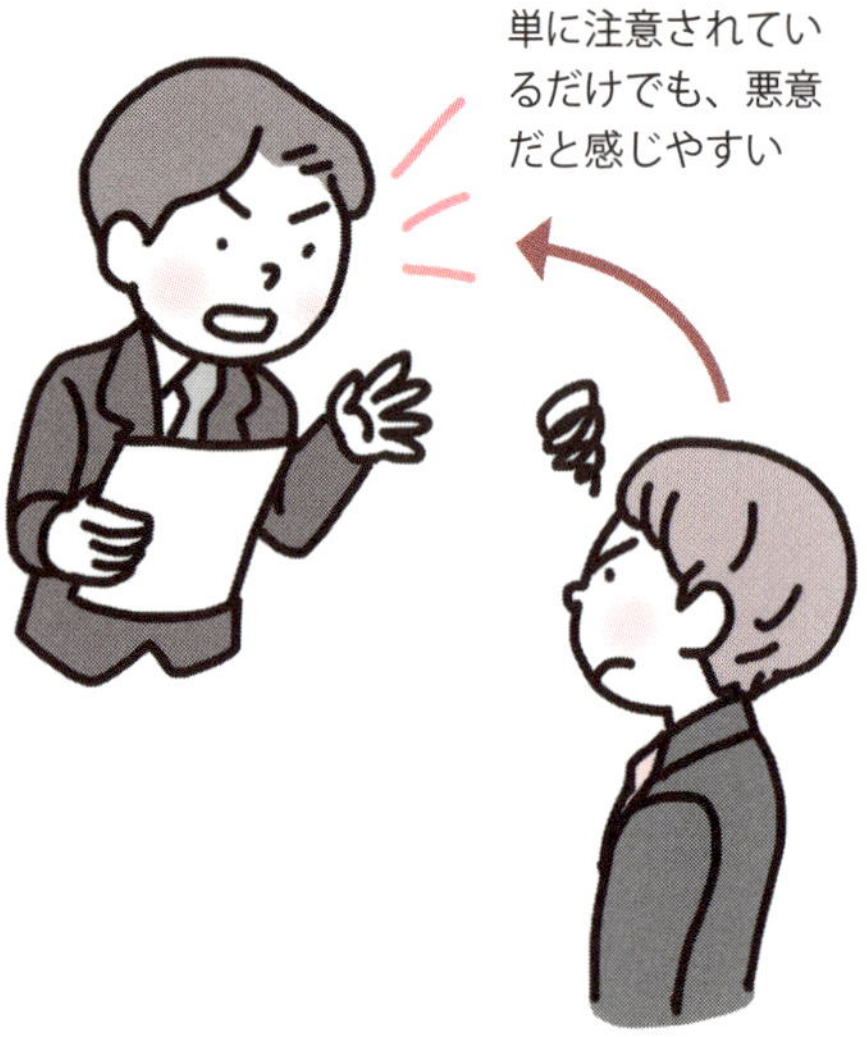
単に注意されているだけでも、悪意だと感じやすい

事実をありのままに見る

感情は別のもの

事実は、書類にミスがあり、修正方法を指示されているだけ。そこに自分への悪意はない

認知のかたよりはどこから

なにかのできごとに対して、考えているわけでもないのに、最初に浮かびあがる思考を「自動思考」といいます。ＡＤＨＤの人は、人やできごとに対して、ネガティブな自動思考がわきやすいのです。

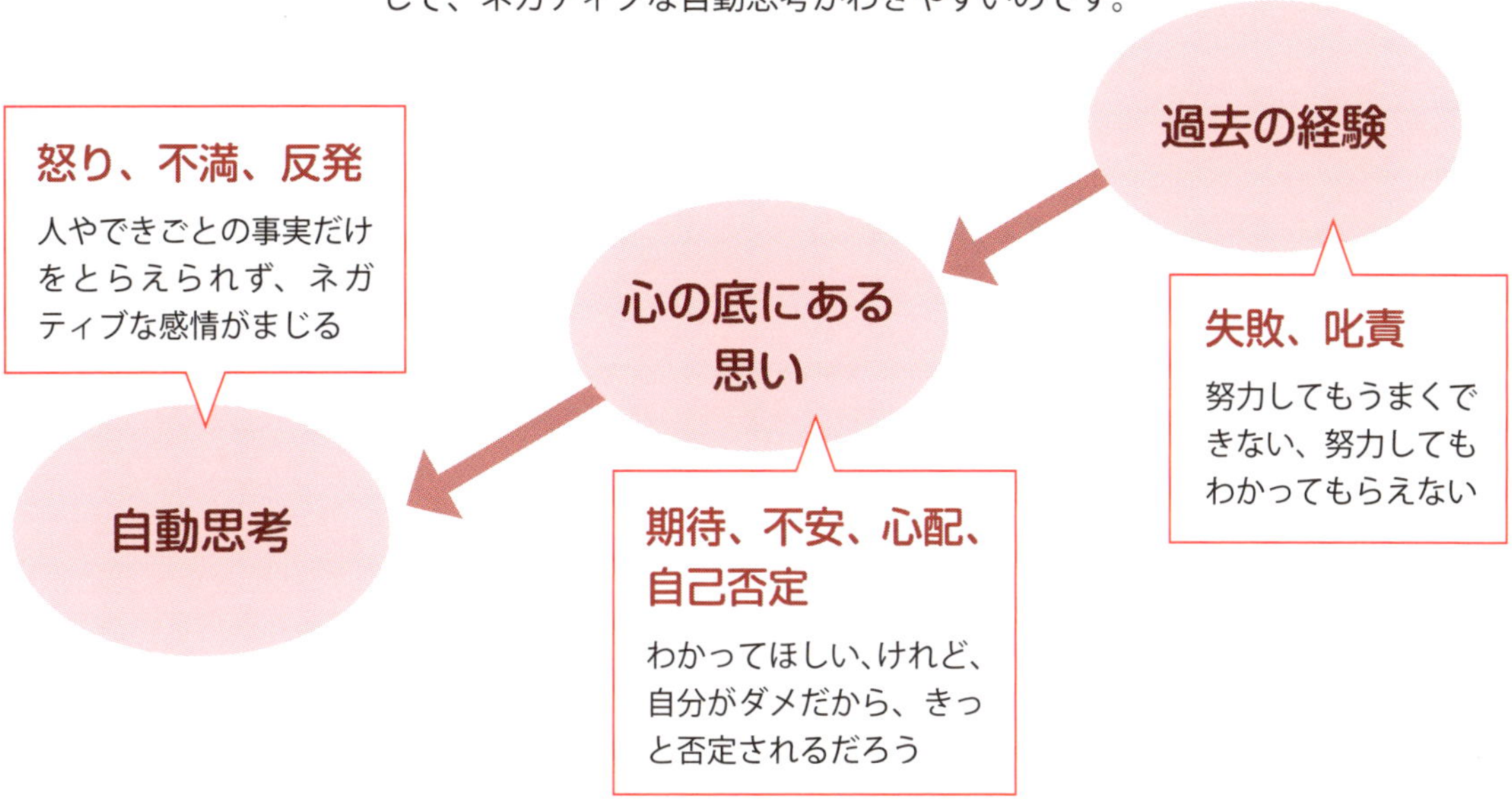
過去の経験
失敗、叱責
努力してもうまくできない、努力してもわかってもらえない
心の底にある思い
期待、不安、心配、自己否定
わかってほしい、けれど、自分がダメだから、きっと否定されるだろう
自動思考
怒り、不満、反発
人やできごとの事実だけをとらえられず、ネガティブな感情がまじる

認知を変える

人やできごとに対して、事実と感情を分け、自動思考を修正していこう。書いてみると、整理できる

事実	自動思考	別の見方	結果
締め切りに間にあわず叱られた	ダメなやつだと思われた。でもそんなにたくさんの仕事ができるわけがないと腹が立った	叱責じゃなく指示だった いつもダメじゃない 仕事が多すぎ	ＴＯＤＯリストを見直す 気軽に仕事を受けるのはやめる

印象①

多動性による言動をコントロールする

ADHDでは大人になると多動性による症状が減りますが、全部なくなるわけではありません。体の多動性は、仕事に影響を及ぼしたり、周囲への印象を悪くしたりしかねません。

大人の多動性とは

大人の場合、体の多動性は減っているのが一般的ですが、残っていることも多いのです。

子どものころ　走り回る、高いところから飛び降りるなど、目に見える多動

↓

大人になって　「動き回る」などは目立たなくなっているが、「落ち着きがない」といったかたちで残っている

印象に影響する

職場でパソコンの前に座っていられずフロアを歩きまわっていたら「遊んでいる」と見られることも。貧乏ゆすりなど、体の細かい多動は「落ち着きがない」と、ネガティブな印象になりがちです。

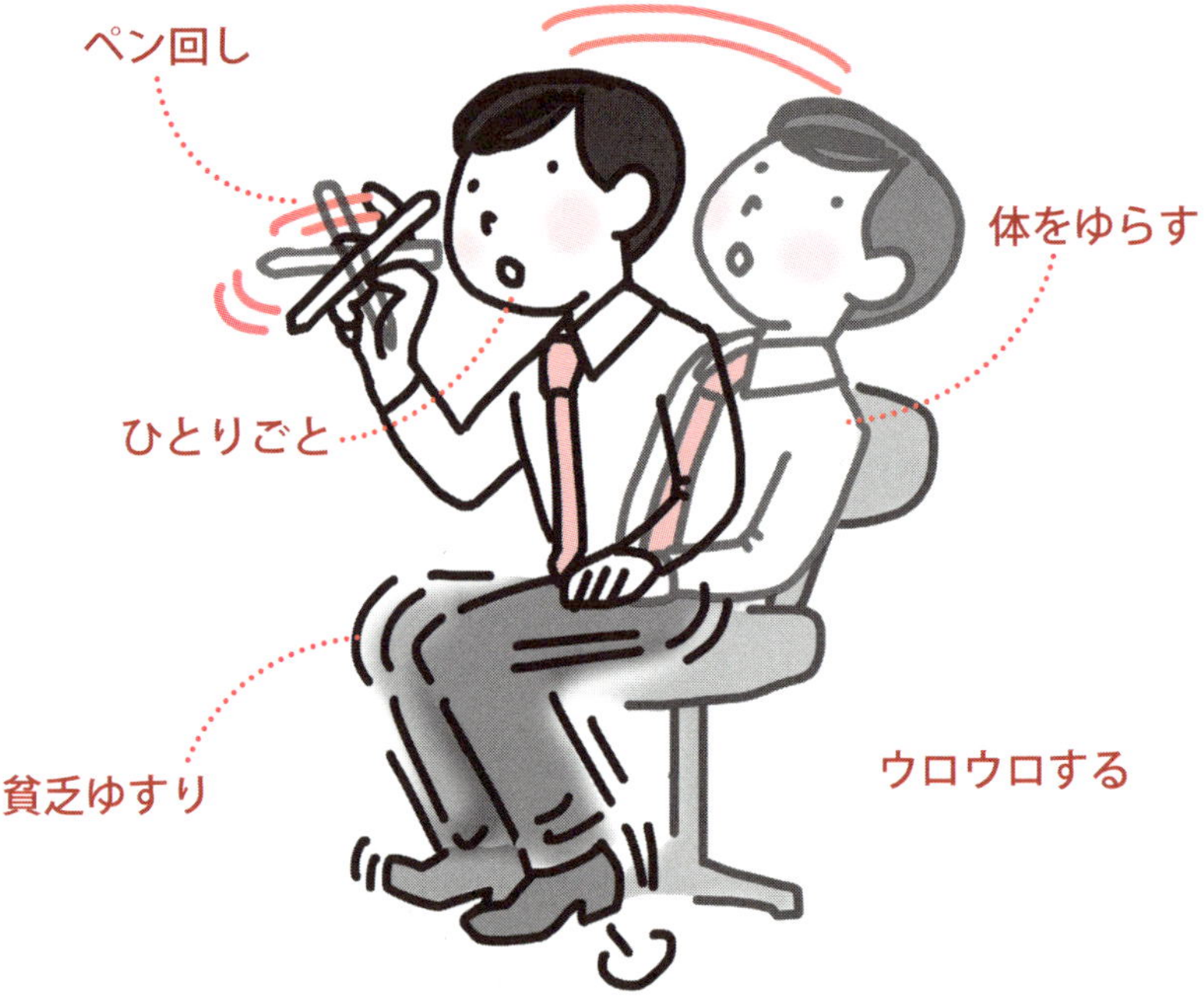

ペン回し
体をゆらす
ひとりごと
貧乏ゆすり
ウロウロする

自然なかたちで多動をにがす

会議中に座っていられない、貧乏ゆすりやペン回しなど、大人のADHDにも多動性があり、周囲への印象に影響します。

多動を無理に抑えつけるのは疲弊のもとになります。抑えるより、適度に体を動かすほうが、治まります。じっとしていなくてはならない状況では、目立たないように体の一部を動かすと、落ち着きやすくなります。

別な作業を始めるなど、気持ちを切り替えるのも、有効です。

市販グッズを利用するのも

ADHDの子どもにバランスボールを利用させているという例は多く報告されています。職場ではバランスボールは無理としても、机の下でそっと握れる「マッサージボール」などの市販グッズを使ってもいいでしょう。

回せる指輪「スピンリング」なども アクセサリーなので、持っていて不自然ではありません。

多動のコントロール法

どのような現れ方か、どの程度かによって、自分なりのコントロール法を見つけましょう。あらかじめ体を動かしておくと、仕事中の多動が減る人もいます。

出勤前に運動する
ジョギングなど、体を動かしてから出勤する

運動習慣をつける
日頃から運動していると、体の感覚をコントロールしやすくなる

休憩をとる
集中が切れるとそわそわすることもある。休憩場所を決めておいて、移動する

睡眠不足にならないように
睡眠不足は多動を悪化させる

目立たないように動かす

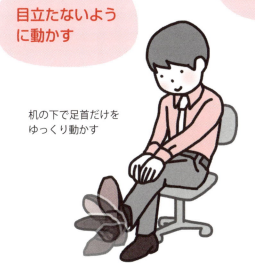

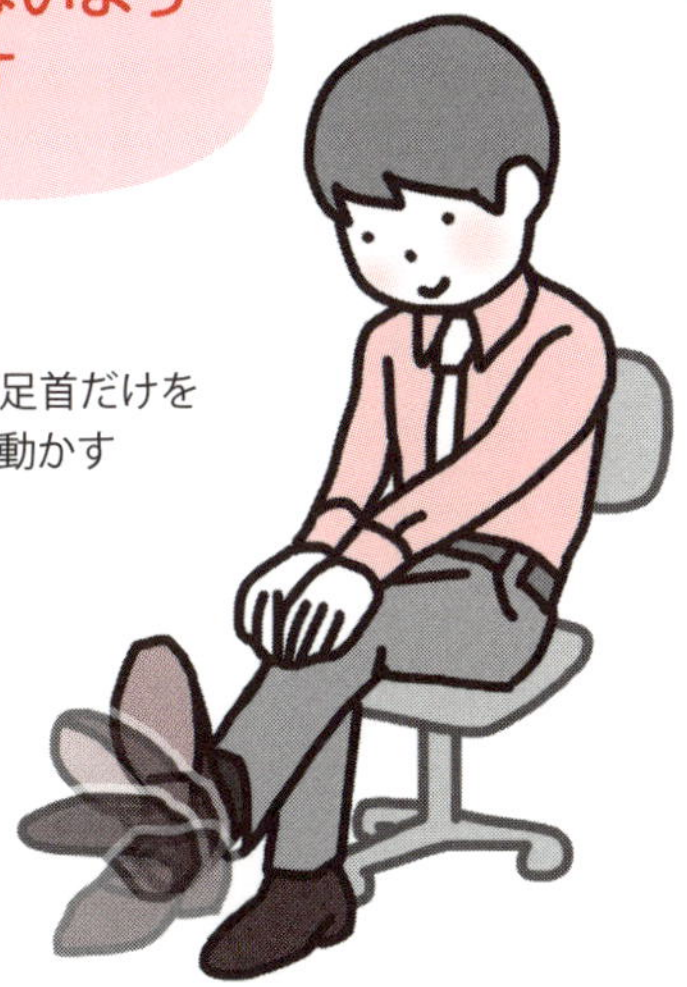

机の下で足首だけをゆっくり動かす

身だしなみは人の印象を大きく左右する

職場での身だしなみも、印象に影響します。ADHDの人は、自分の好きなものを優先的に身につける傾向がありますが、TPOに合っているかどうかをいちばんに考えましょう。

だらしない格好をしない

制服があるなら、清潔にしておくことが大事です。制服がないなら、黒、紺、グレーのスーツが一般的な職場の基本です。

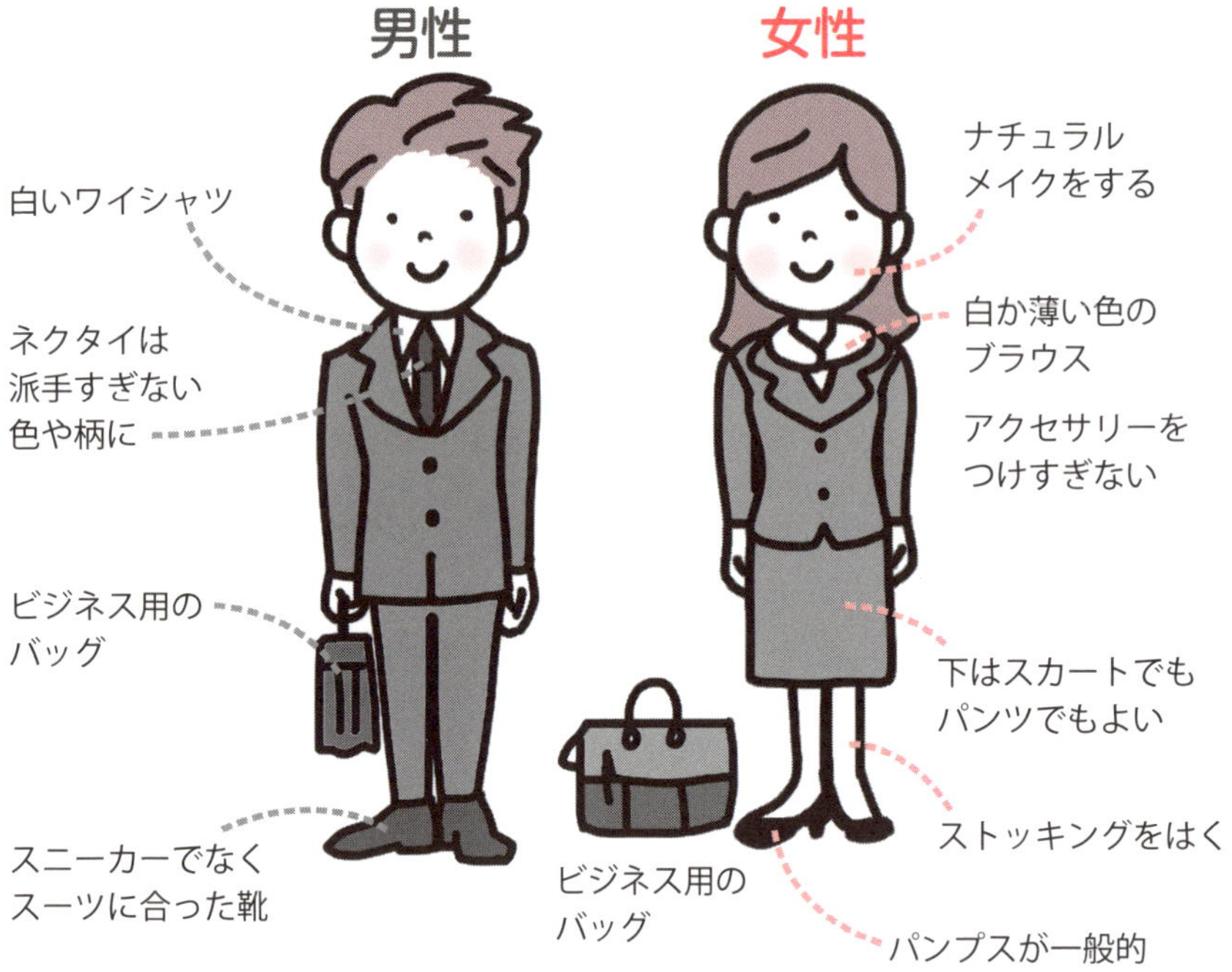
男性
女性
白いワイシャツ
ネクタイは
派手すぎない
色や柄に
ビジネス用の
バッグ
スニーカーでなく
スーツに合った靴
ナチュラル
メイクをする
白か薄い色の
ブラウス
アクセサリーを
つけすぎない
下はスカートでも
パンツでもよい
ストッキングをはく
ビジネス用の
バッグ
パンプスが一般的

職場に合う服と好きな服は違う

ADHDの人は、服を衝動的に好き嫌いで買ってしまうことが少なくありません。そのため、職場に着ていく服がなかったり、毎朝迷ったりします。

職場に合わないのは、流行の最先端をいく服、キャラクターつきのもの、フリルやレースいっぱいの服、ラフすぎる格好です。ものの管理が苦手なので、洗濯していなかったり、しわだらけになっていたり、ということもあります。

普段用とは別に、職場用の服を用意しておきましょう。帰宅して脱いだらすぐにハンガーにかければ、しわになるのも防げます。

3

働きやすくするために 自己管理

心身の健康を保つには
気分に流されず、
食事、睡眠などの生活習慣を
一定にすることが重要です。
それが自分を大切にすることに
つながります。

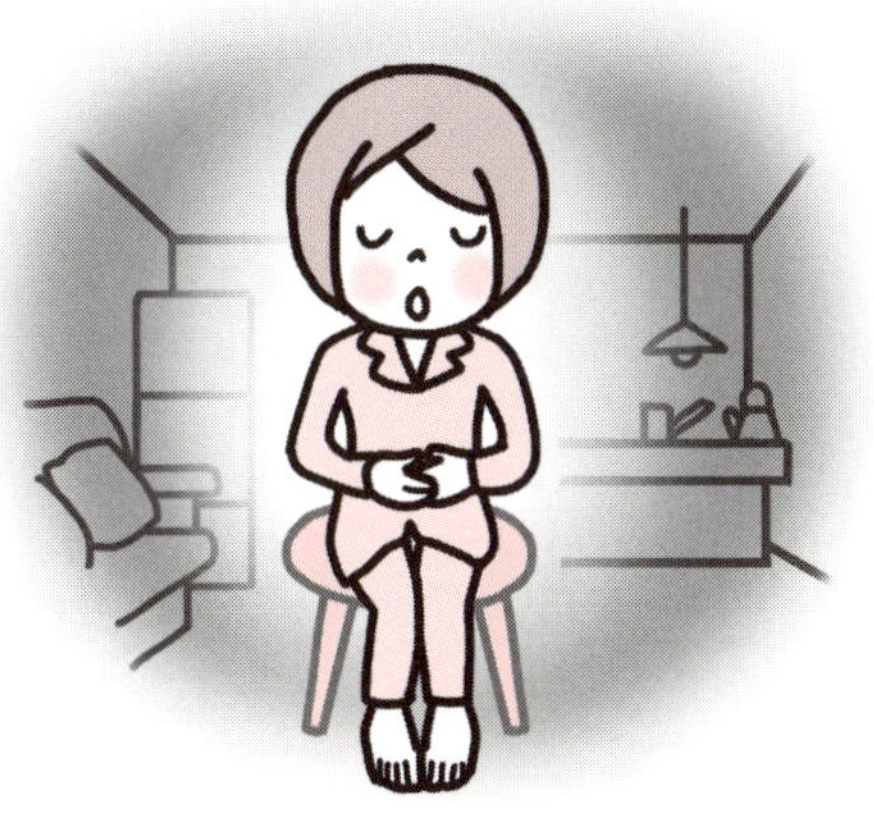

自分がわからないから自己管理が難しい

ＡＤＨＤの特性は多岐にわたり、個人差も大きくあります。自分の弱点を知ってカバーしていくことが大切なのですが、そもそも自分の体調や感情をつかむことが苦手です。

困難の例

仕事や体調に支障をきたすのは、ＡＤＨＤの特性による場合もあります。周囲の人からやる気がない、あまえているなどと誤解されがちです。

音や光に過敏でつらい

蛍光灯の光をまぶしく感じて、目をあけているのがつらい。コピー機の音など、室内の雑音も耐えがたい

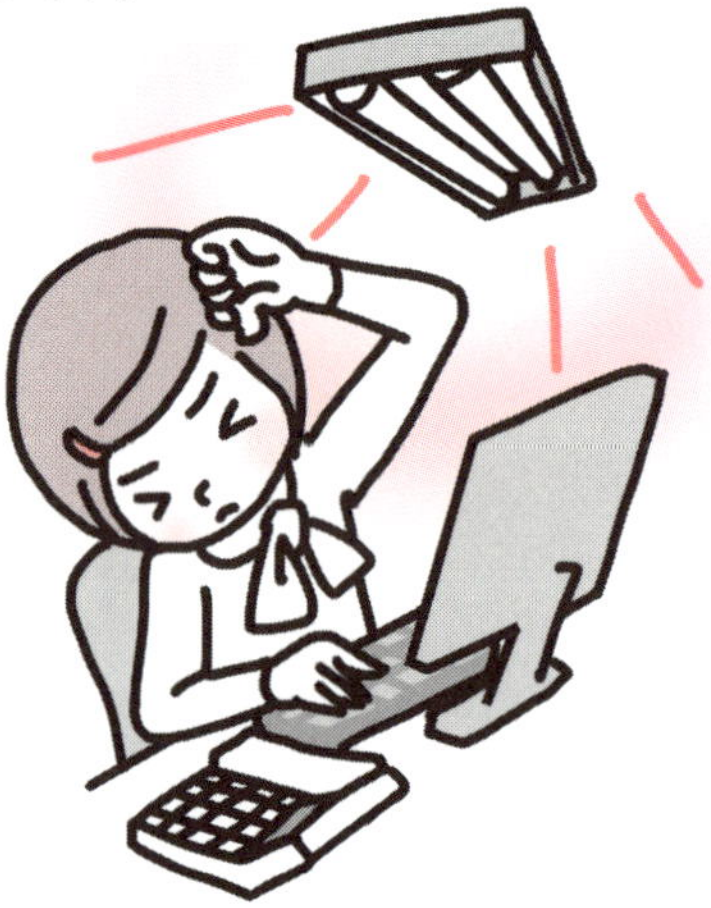

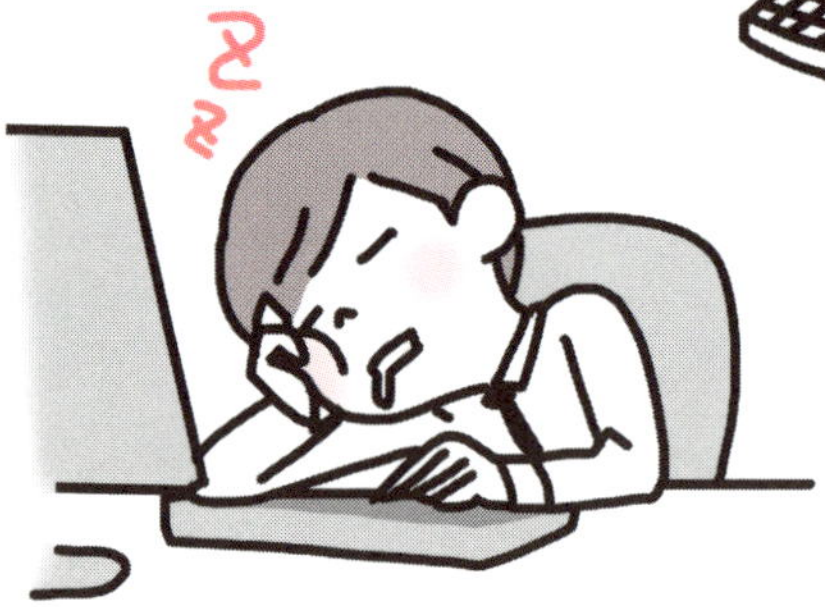

つい居眠りしてしまう

仕事をしていたはずなのに、周囲が気づくと寝ていることがある。大事な会議の最中でも、寝ていたりする

ケガが多い

階段をふみはずす、机にぶつかるなど、ケガをする。痛みを感じにくく、骨折に気づかないこともある

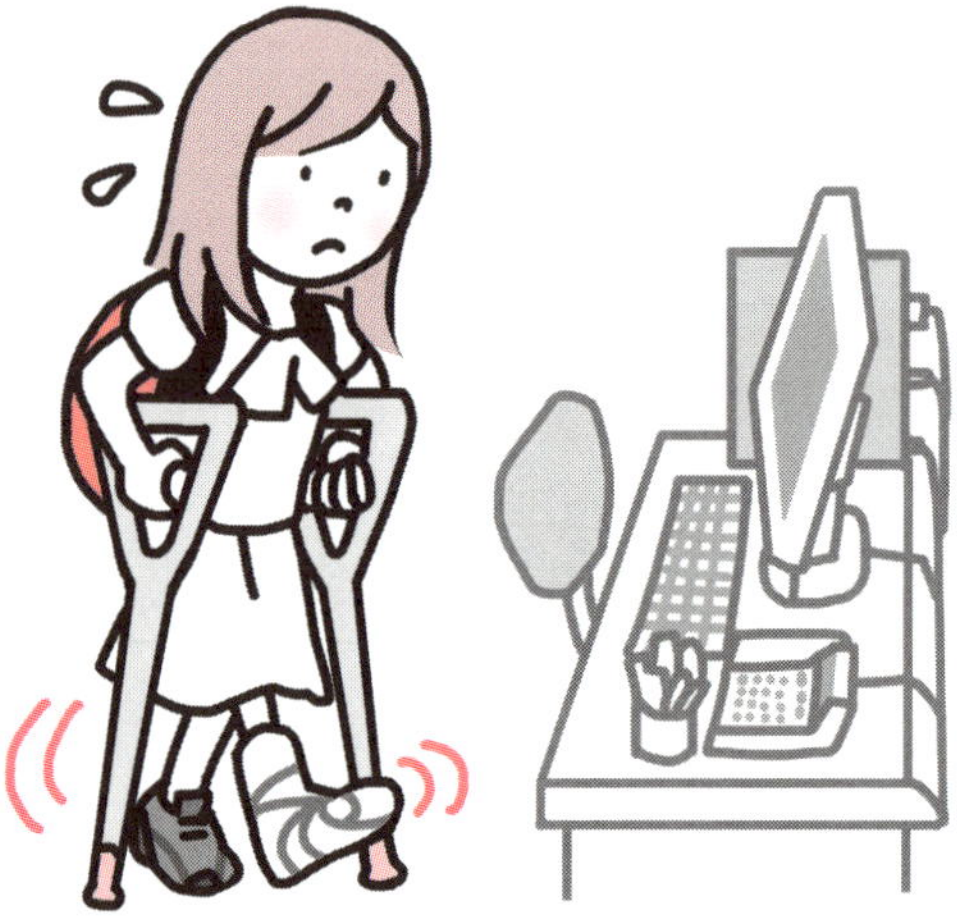

ＡＤＨＤに伴いやすい特性

　ＡＤＨＤの特性は不注意、多動性・衝動性の３つですが、ほかにも下記のような特性があります。これらは発達障害に共通してよく見られる特性です。

睡眠障害

- 睡眠障害がある人は多い
- 不眠よりも過眠が多い。過眠は本人の努力不足と誤解されがち
- 疲労に気づきにくく、仕事中に居眠りをすることもある
- 仕事中でも、やっていることに飽きると眠気におそわれる
- 脳内リズムが乱れているためと考えられる
- 対処をしないと昼夜が逆転してしまう

協調運動機能の障害

- 手や足を協調させて動かせない
- 手先が不器用
- 運動神経が鈍い。とくに球技が苦手

学習障害

- 文字の読み書きや、計算が極端に苦手。字がきたないと言われることもある

感覚過敏・鈍麻

- 音や光に過敏、触覚が過敏
- 鈍麻の人もいる
- 聴覚過敏の人が多い

視覚・空間認知の障害

- 黒板の文字をうまくノートに写せない
- 鏡文字を書く
- ものの位置関係の把握ができず、ものにぶつかったりする
- 階段の段差がわからないなど、ものを立体的にとらえられない

感覚過敏や睡眠障害が多い

　ＡＤＨＤの特性は、不注意、多動性・衝動性だけではなく、感覚過敏や睡眠障害など、人によってさまざまなものがあります。これまで、性格のせいだと思っていたことが、特性のためということも。仕事や体調に支障をきたすことがないよう、特性を知って自己管理をしていきましょう。

体調管理

休みをスケジュールに組み込んでおく

発達障害がある人は、自分の体調をつかみづらい傾向があります。そのため、急に体調が悪くなったり、疲れがたまって動けなくなったりします。仕事中は定期的に休憩をとるようにしましょう。

「疲れたら休む」では体調をくずす

発達障害があると、自分の体調を把握しづらい傾向があります。疲労を感じられないので、休憩をとらずに働きつづけ、いきなり体調をくずすことがあります。感覚過敏が強くなる人もいます。

自分では気づいていなくても、仕事中は特性を抑えようとしつづけているので、一日が終わるころには、ヘトヘトになるはずです。「疲れたら休む」のではなく、休憩をとる時間をスケジュールに組み込んでおきます。

また、一日八時間、週五日働けるかどうか、自分の体力を知っておくことも大切です。

体調に気づく

疲労の最初の症状に気づきましょう。体や心に下記のような症状が現れたら、休憩をとるようにします。

体
- 眠れない
- ため息が多くなる
- 食欲不振
- 頭痛、肩こり

心
- イライラする
- 怒りっぽくなる
- 気分が落ち込む
- そわそわする

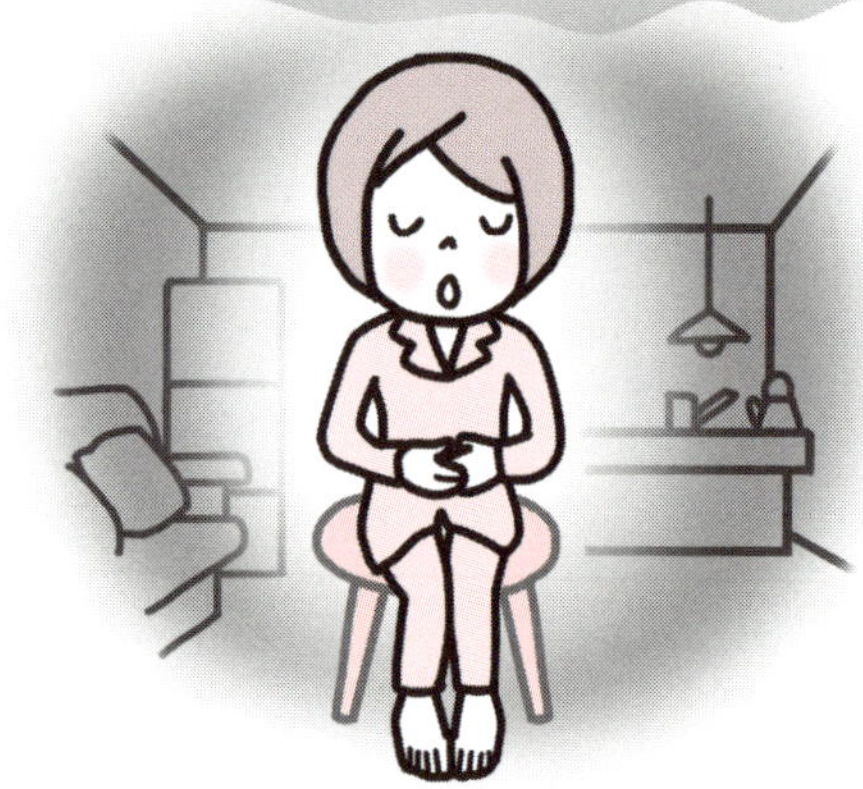

自分の体調をつかむ練習をする。部屋を暗くして、呼吸に意識を集中させる。落ち着いてきたら、頭の上から足の先まで、順番に意識を向ける

予定をつめすぎない

ＡＤＨＤでは、予定をつめすぎて休憩をとれなくなっている人も多くいます。予定が入っていないと罪悪感をもつ、頼まれたら断れないなど理由はさまざまですが、余力をとっておかないと、倒れてしまいます。

断れない → **やりすぎ** → **倒れる**

休憩をとれない

準備や後片づけの時間を考えずに予定を入れてしまうので、休憩する暇がなくなる。全体像を把握して、余裕をもったスケジュールにする

断るのも大事

断ったら悪いと思って、なんでも引き受ける傾向がある。しかし、倒れたらもっと申し訳ないと考えよう

倒れる

こんなに働いたら倒れるのではないかと頭ではわかっていたが、疲れを把握できず、ダウンする

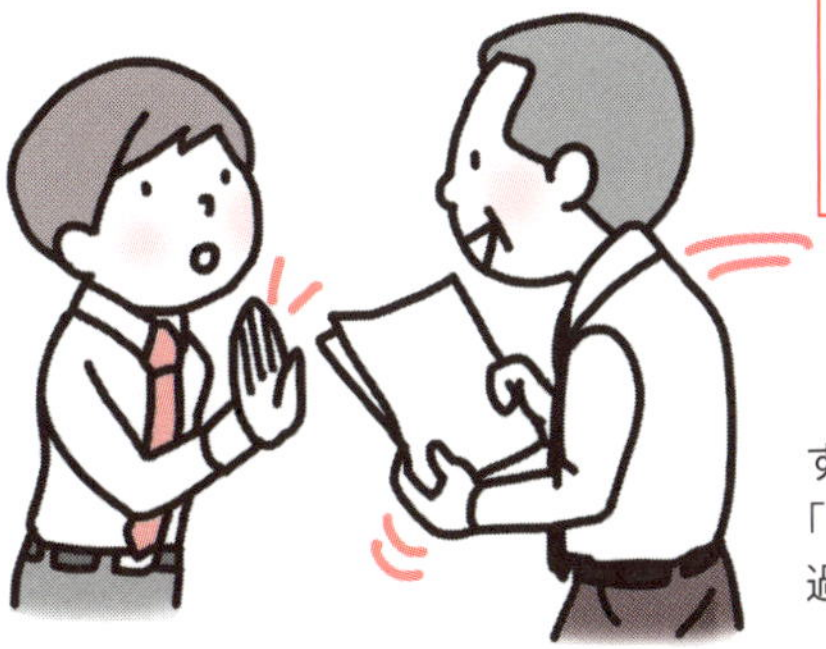

すぐに引き受けないで、「検討します」と答え、過去の経験を考えてみる

休憩中の飲み物にも気をつけて

ＡＤＨＤではカフェインを好む人が非常に多いです。コーヒーや、カフェイン入りのエナジードリンクを常用していたりします。

カフェインは頭をすっきりさせるので、眠気をとるためにも有効だといえますが、依存性があるので、とり過ぎに注意しましょう。

体験談　三日の徹夜で一週間寝込んだ

自分では調子がいいと思い、三日連続で徹夜をしました。その結果、一週間寝込み、仕事を休むことになってしまいました。

徹夜をしたわりには仕事がはかどっておらず、単に体調をくずしただけ。過去にも同じ経験をしていて、学習しない自分にあきれます。（27歳、イベント会社勤務）

気分に任せず、時間で区切っていく

生活リズムを整えるには、食事の時間と寝る時間を一定にするのが基本です。ところがADHDの人は、気分で動く傾向があるので、食事や寝る時間がバラバラになり、生活リズムが乱れがちです。

休日も平日も同じ過ごし方で

遅刻をしたり、体調をくずしたりするのは、生活リズムの乱れが大きく影響しています。ADHDの人は時間の感覚が弱いうえ、気分で動いてしまうので、生活リズムが乱れやすいのです。

危険なのは休日です。休みの前日に夜更かしして翌日は朝寝坊。これでは生活リズムが後ろにずれてしまいます。その次の一週間は、仕事上さまざまな支障をきたすことになるでしょう。

休日も平日も、仕事以外は同じ過ごし方になるように、食事や寝る時間を守りましょう。

原因を考える

発達障害があると、生来、体内時計がうまく働いていないという説がありますが、ほかにも原因があります。原因を考えて、対策を講じましょう。

原因　時間の感覚が弱い

原因　体内時計が乱れている

原因　気分で動いてしまう

注意１

ファストフードやお菓子はほどほどに

ADHDの人は、食事の時間だけでなく、内容もルーズになりがちです。思いつきで食べたり食べなかったり、好きなものだけ食べてすませたりします。

注意したいのは、ファストフードのとりすぎです。料理の時間がムダに感じられるのでしょう。お菓子の食べすぎも要注意です。気持ちを落ち着けるために食べてしまうという人もいます。

栄養のバランスがとれた食事をとることを考えましょう。

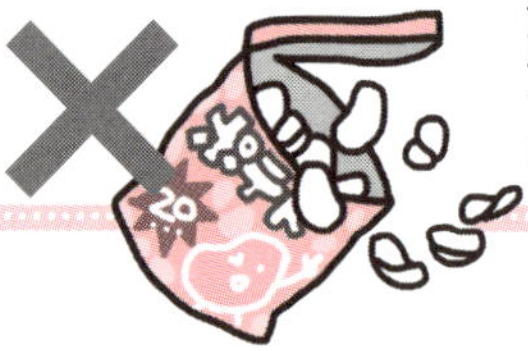

炭水化物ばかりとっていないか、栄養面も考えよう

対策

スケジュールを決めておく

朝起きてから、帰宅してから、毎回「なにをやるんだっけ」と考えないですむように、やることの順番を決めておく。紙に書いて目につくところに貼っておくとよい

アラームを鳴らす

食事や寝る時間を決めてアラームを鳴らす。夢中になりそうなことは、始める前に活動時間を決めてタイマーをセットしておく

毎日決まった時間に寝よう

対策

食事と起床時間は絶対に守る

生活リズムをつくるのは主に食事と睡眠。この２つの時間を決めて守る。起床時間を守り、朝の光をあびて体内時計をリセットする

対策

好きなことより
やるべきことを優先させる

興味があることを始めると、食事も睡眠もとらなくなる。今これをやっていていいのかどうか、時々チェックして、やるべきことを優先させる

注意２

スマホのやりすぎは睡眠不足にも依存にも

スマホはADHDの人にとって、便利ですが、危険な道具でもあります。SNSやゲームにハマり、スマホ依存になりやすいのです。

スマホを見るのがとめられないのは、SNSもゲームも、興味と関心が次々にうつるようにつくられているからです。ADHDの特性にはぴったりで、新しいことにどんどん目移りして、ネットサーフィンがとめられません。夜寝る前に見るのは厳禁です。

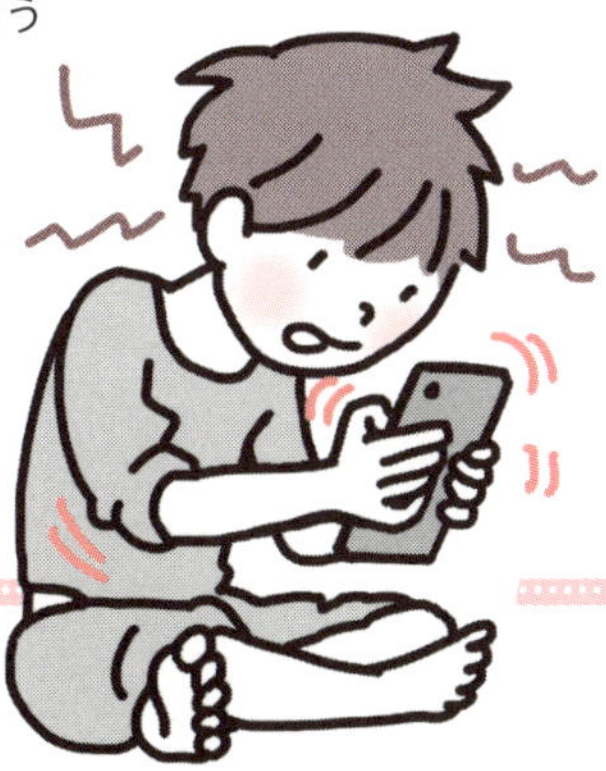

スマホの操作をやる時間が長いうえに、やってはいけない時間にやってしまう

昼間の眠気に苦労している人は多い

大人のＡＤＨＤに睡眠障害を併存している率は五割以上との報告があるほど多いのですが、特に昼間の眠気に悩んでいます。夜更かしなどの生活習慣だけではなく、ＡＤＨＤの特性といえます。

昼間の眠気は生活習慣の問題ではない

昼間に活動して夜になると眠くなる睡眠と覚醒のリズムは、体内時計が調整しています。ＡＤＨＤの人は体内時計がずれていて、睡眠―覚醒のリズムがとれていません。昼間でも眠くなるのはそのためだといわれます。また、睡眠障害を併せもっていることも、めずらしくありません。

ただ、生活習慣が主な原因ではないからといって放置していると、昼夜が逆転してしまいます。寝る時間と起きる時間を決めて守るなど、できるかぎり一日の生活リズムを整えるようにしていきましょう。

遅刻を防ぐ

遅刻は勤務態度の評価に大きく関わります。遅刻をする原因は睡眠障害だけではありません。原因に合った対策を立てます。

睡眠不足にならない

朝起きられなくて遅刻。対策は→P55

テレビを見ない

朝テレビを見て時間を忘れる。テレビをつけない

朝食を決めておく

朝食の準備中に気がそれる。毎日決めた朝食をとる。着る服も同様

やる順番を決めておく

起きたあと意識にのぼったことから始めてしまい、順番がバラバラで時間がかかる。毎日同じ順番でするように決めておく

朝やることリスト（一例）

- 顔を洗う
- 着替える
- 朝食を出す
- （前日の夜に準備する）
- 朝食をとる
- 食器を片づける
- 歯をみがく
- 髪をとかす
- 化粧をする

紙に書いて目につくところに貼っておく

睡眠と覚醒のリズムを整える

昼間は活動的に、夜はゆったりと過ごすことで、睡眠と覚醒のリズムを整える助けになります。例えば下記のような対策があります。

睡眠

ホワイトノイズを流す

騒音を消すためにかぶせる音、単調で耳に障らない音を流して入眠を促す

覚醒

睡眠アプリ

眠りが浅くなったときの体動に反応して起こしてくれるアプリがある。目覚めがスッキリする

覚醒

うたた寝をしない

昼間は頭をスッキリさせる。カフェインに頼りすぎないように

睡眠

薬を飲む

生活に支障が出るようなら、薬物療法も選択肢のひとつ

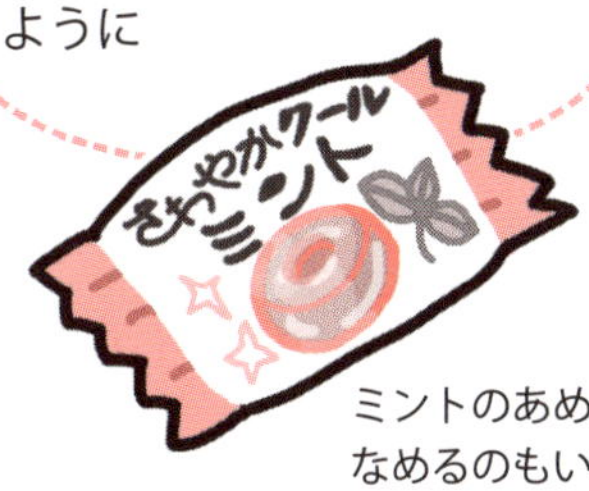

ミントのあめをなめるのもいい

睡眠

夜の過ごし方を変える

寝る前にはあまりおもしろいことや楽しいことはしない。夜のスマホやゲームは避けるほうがよい

昼間に眠気が起こる病気

昼間でも強い眠気が起こる病気があります。いずれも、ADHDに併存することが多く、薬物療法などの治療が必要です。

・睡眠時無呼吸症候群

睡眠中にのどの筋肉がゆるんで気道をふさぎ、呼吸ができないので眠りが浅くなります。その睡眠不足から、昼間に眠くなります。本人は気づいていないこともあります。

・概日リズム睡眠覚醒障害

体内時計がずれるために睡眠の時間帯が乱れます。時間帯が早くなる（夕方から深夜）、遅くなる（明け方から午後）などの型がありますが、総睡眠時間は年齢相応です。

・その他

昼間突然の睡眠発作が起こるナルコレプシー、眠りにつけない不眠障害、睡眠時に脚のむずむず感があって眠れないレストレスレッグス症候群などがあります。

「面倒くさい」は「ごほうび」で解消

ＡＤＨＤの人は、やらなくてはならないことでも「面倒くさい」といって、なかなか始めないことが少なくありません。そんなときには、自分へのごほうびを用意するのが有効な方法です。

ごほうび時間をつくる

　ごほうびはものでなく、自由時間にするという方法もあります。ごほうびの自由時間をつくるのは、自分です。先延ばししてしまう人は、試してみてください。

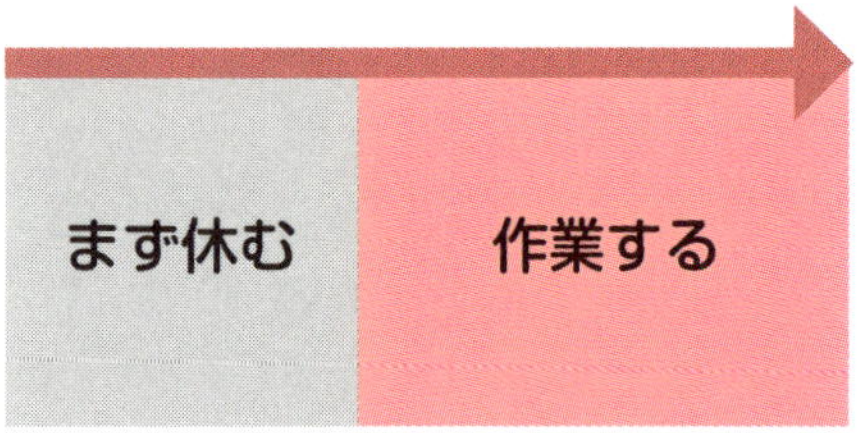

やるべきことを先延ばししているのは、最初に休んでいるようなもの。休んでいるときには、うしろめたさにつきまとわれ、作業を始めれば締め切りギリギリの事態に

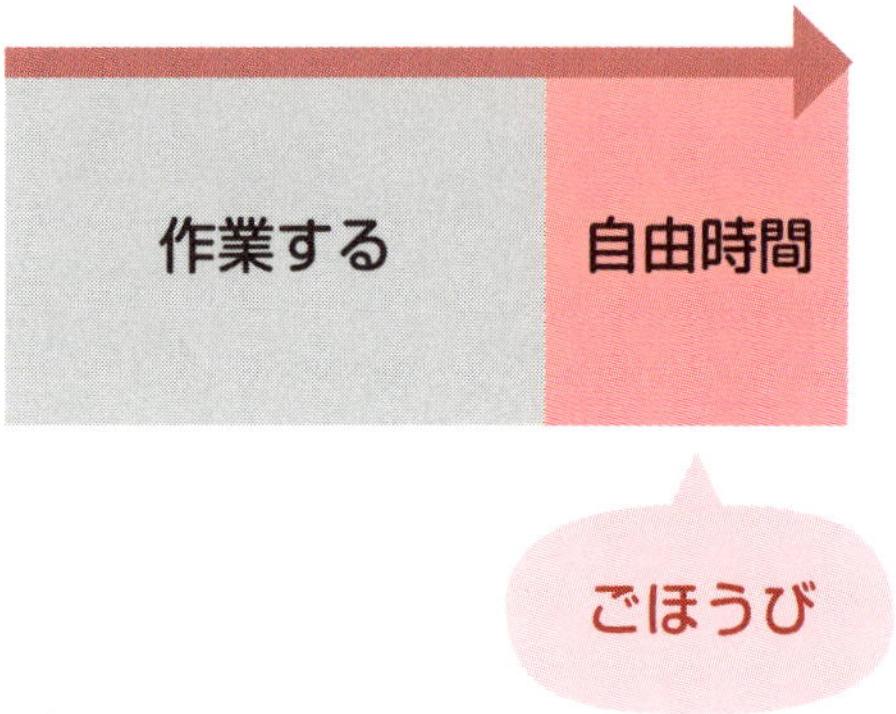

作業をすぐに始めれば、ごほうびはゆったり自由に過ごせる時間になる

自由時間をうみだすのは、自分！

ごほうびでバランスをとる

　ＡＤＨＤの人は、やらなくてはいけないことの面倒さと、それをやるといいこと（達成感など）とのバランスがとれていません。ごほうびで改善します。

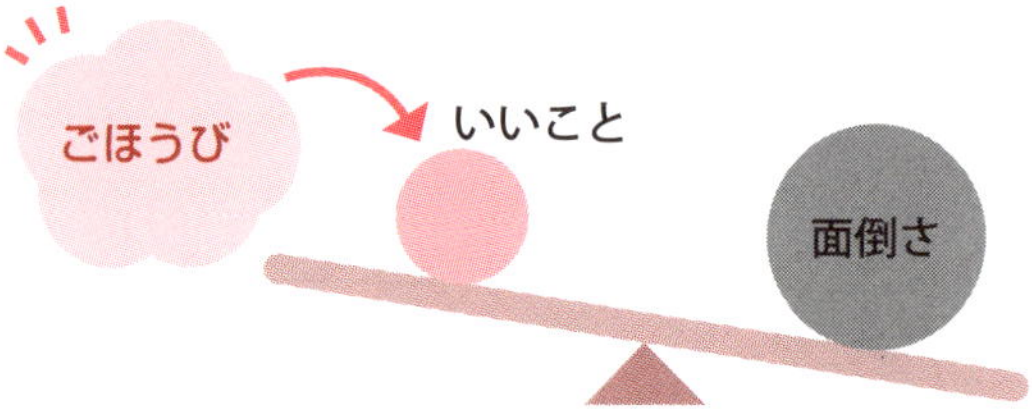

「やるといいこと」のほうを重くする

作業をする報酬を自分で用意する

　実行機能の障害があるため、ＡＤＨＤの人は作業をスムーズに始めることが困難です。報酬系の問題もあり、「その作業をするとい

ごほうびの例

ごほうびは、自分の好きなものや楽しいことにします。ただ、片づけが苦手な人は、洋服のような後に残るものは、やめたほうがいいでしょう。

作業がすんだ後

がんばった自分へのごほうび。職場でなく、自宅へ戻ってからでもいい

- スポーツ観戦する
- アイドルのライブに行く
- 評判のレストランに行く
- マッサージ店に行く
- 少々高価なケーキを食べる
- 友だちに会う
- 映画を見にいく
- 有休をとる
- 温泉に行く

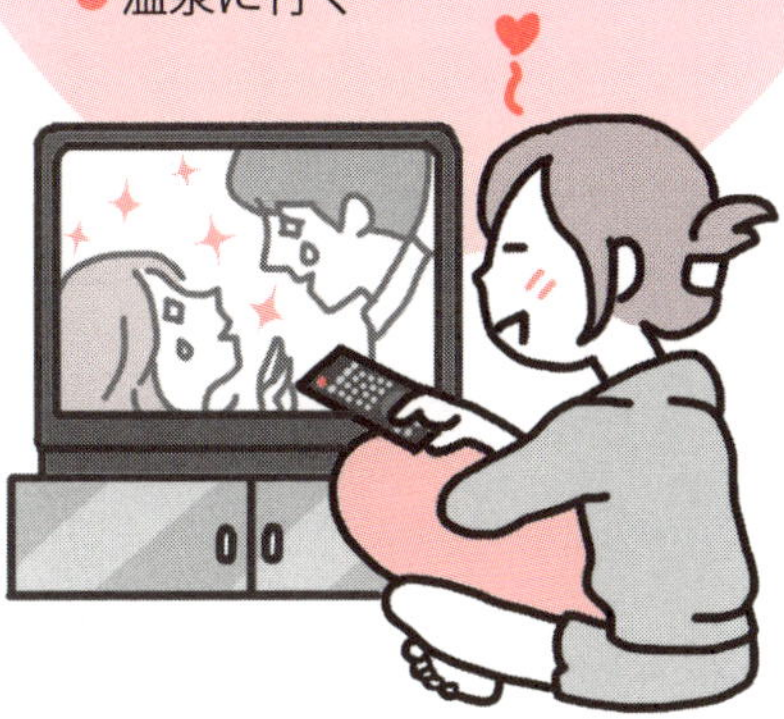

とりためたドラマを見るのも楽しい

作業の前や最中

作業を進める励みになるようなごほうび。ただし、職場によっては、不適切な場合があるので、要注意

- おいしいジュースを飲んでから、作業にとりかかる
- 新しいペンで作業をする

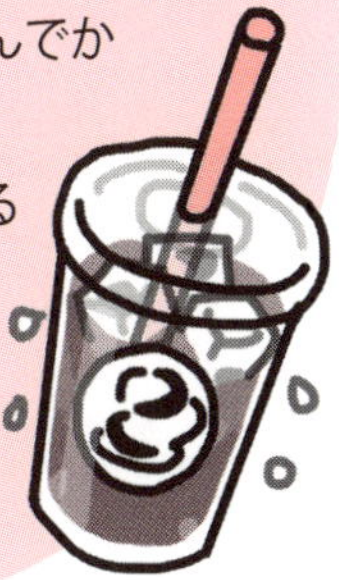

嫌いな作業は、高価なコーヒーを飲みながらやることにする

いこと」より、面倒くささのほうが先にたってしまいます。しかし仕事は、面倒くさくても、進めなくてはいけないことです。

「ごほうび」を用意しましょう。ごほうびは「その作業をするといいこと」を重く大きくします。作業が終われば報酬があるとわかっていれば、モチベーションが高まります。

ごほうびはものでなくてもかまいません。がんばっている自分をほめてあげることができるなら、形のないものでもいいのです。

自分なりのコントロール法を見つける

ADHDの人にとってはストレス対処がことのほか重要です。ストレスが不注意や多動性・衝動性の症状を強くするからです。ストレスのもとをさぐり、取り除けるものはないかを見てみましょう。

ストレスに気づこう

ストレスによる症状は人それぞれ。例えば下記のように現れます。症状があったら、早めに対処します。

症状として現れる

体
- 胃腸障害
- 不眠
- 食欲不振
- 動悸、息切れ
- だるさ

心
- 興味や関心、意欲の低下
- イライラが強くなる
- 不安
- 気分が落ち込む

行動
- 飲酒量や喫煙量増加
- 浪費が増える
- 無茶食い

ストレスのもとになりそうなこと

音や光
睡眠不足
仕事量の多さ
緊張
▶▶解決できる可能性がある

やめてもいい活動はないだろうか

イライラが強くなった、体がだるくて動きたくない……。そのようなときは、ストレスがたまっているのかもしれません。

ストレスのもとを減らしましょう。ただ、仕事じたいがストレスだというなら、よく考えてください。転職だけが解決策ではありません。ストレスになっている問題は職務内容か、通勤時間か、対人関係かなど細かく考えます。場合によっては、職場の環境整備で解決することもあります。

仕事以外に多くのことに手を出していないでしょうか。自分の容量オーバーになっているかもしれません。やめてもいい活動はないか見直してみます。

ストレスは完全に解消できないことも多いのです。自分なりのコントロール法を見つけましょう。

コントロール法

ストレスによる症状が現れるまでは3段階あります。どの段階に働きかけるかによって、対処法が異なります。

	ここに働きかける	例えば
ストレスのもと（ストレッサー）	● ストレッサーをなくす ● 問題を解決する ● 環境整備をする ● 考えないようにする	窓から離れた席に移るなど、ストレッサーから離れる
認知のかたより 対処能力が不足	● 認知の修正 ● 対処スキルの獲得 ● 感情のコントロール	事実と感情を分けて書いてみる（→P42）、対処法を集める（→P18）、アンガーマネジメントをおこなう（→P40）など
ストレス反応が現れる	● 休養、睡眠、栄養、運動 ● 気分転換、発散 ● リラクゼーション	スーパー銭湯に行く、泣ける映画を見る、腹の立つことを紙に書いて破るなど

フラッシュバックに悩まされるなら

発達障害のある人は、過去のつらいシーンが突然リアルによみがえる「フラッシュバック」に悩まされることがあります。失敗したことや、叱責されたことなどが、今のことのように感じられ、しかも何度もくり返されます。

想起される程度は人によって違い、ぼんやりと思い出される程度の人や、その場の臭いや声の大きさまで想起される人もいます。

フラッシュバックが起きたら、別室に行くなどして気持ちを落ち着かせます。起きたきっかけがわかるなら、今後それを避けるようにします。対症療法として薬を飲むこともあります。

深呼吸や水を飲むなど
クールダウンする

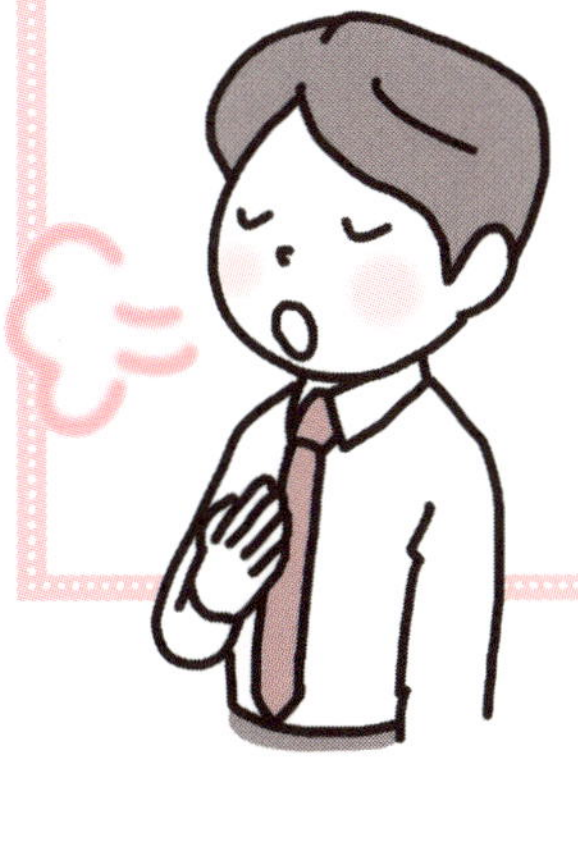

COLUMN

衝動買いを防ぐための7つの提案

❶ カードを持たない

衝動買いができない状況をつくることがもっとも有効。使うのは現金だけにする。しかも１万円札は持たない

❷ １つ買う前に１つ処分する

衝動買いを防ぐ基本

❸ ウィンドウショッピングをしない

見ているとほしくなる

❹ ネットサーフィンしない

ネットで見ているとほしくなる

❺ あえてクリックする

振り込み払いを選択して商品購入をクリックする。買いたい気持ちが満たされるし、振り込むまで考える余裕が生まれる

❻ 残金を考える

これを買ったらいくら残るかを考える

❼ ストレス解消する

買い物以外でストレス解消

同じものや不要なものがないか

衝動買いをするのは、目についたものを「ほしい」と感じると買ってしまう衝動性が大きな原因です。そのほか、家にあるものを把握していない、以前買ったことを忘れている、クレジットカードの管理ができていないなど、人によってさまざまです。

家に同じものがないか、ほしいと思って買ったけれど使わないものがないか、見直してみます。

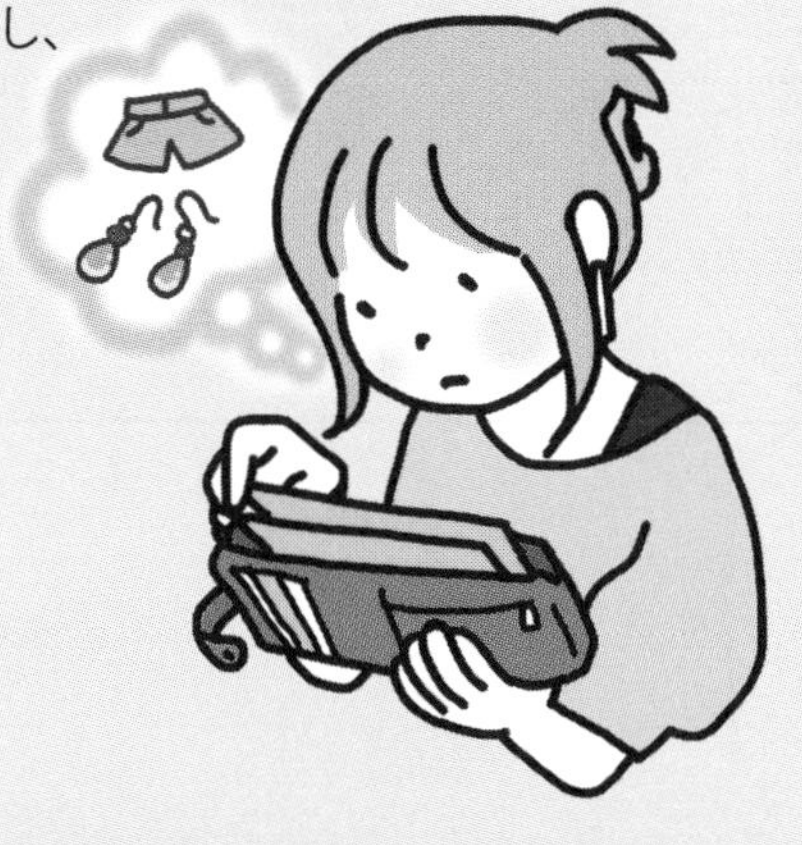

財布の中を見て、おおよその残金を計算してみる

4

職場の人へ
特性を理解しよう

仕事に支障が出ることがあるのは
本人のやる気の問題ではなく
ＡＤＨＤの特性のため。
環境整備などの対処で
防げるものがほとんどです。

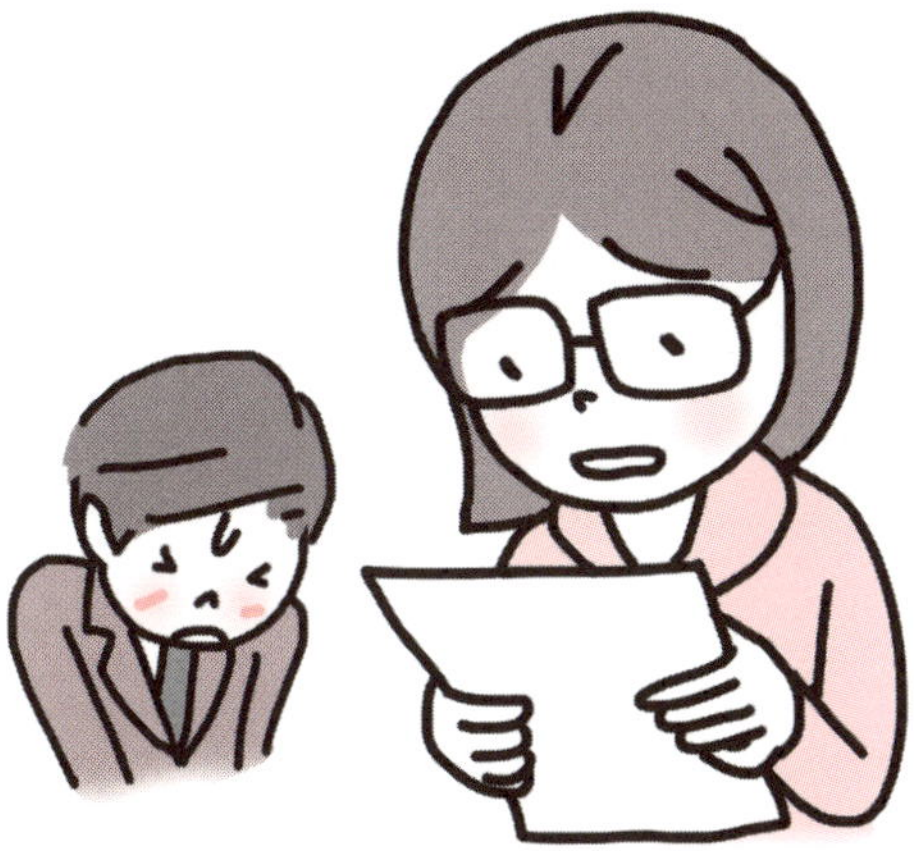

働きはじめてから困難が見えてくる

ADHDの人の雇用を考える場合、面接だけで決めずに、実習期間を設けることを検討してください。実際に働きはじめてからでないと、見えてこない特性があるからです。

ハローワークでの障害者の新規就職状況＊

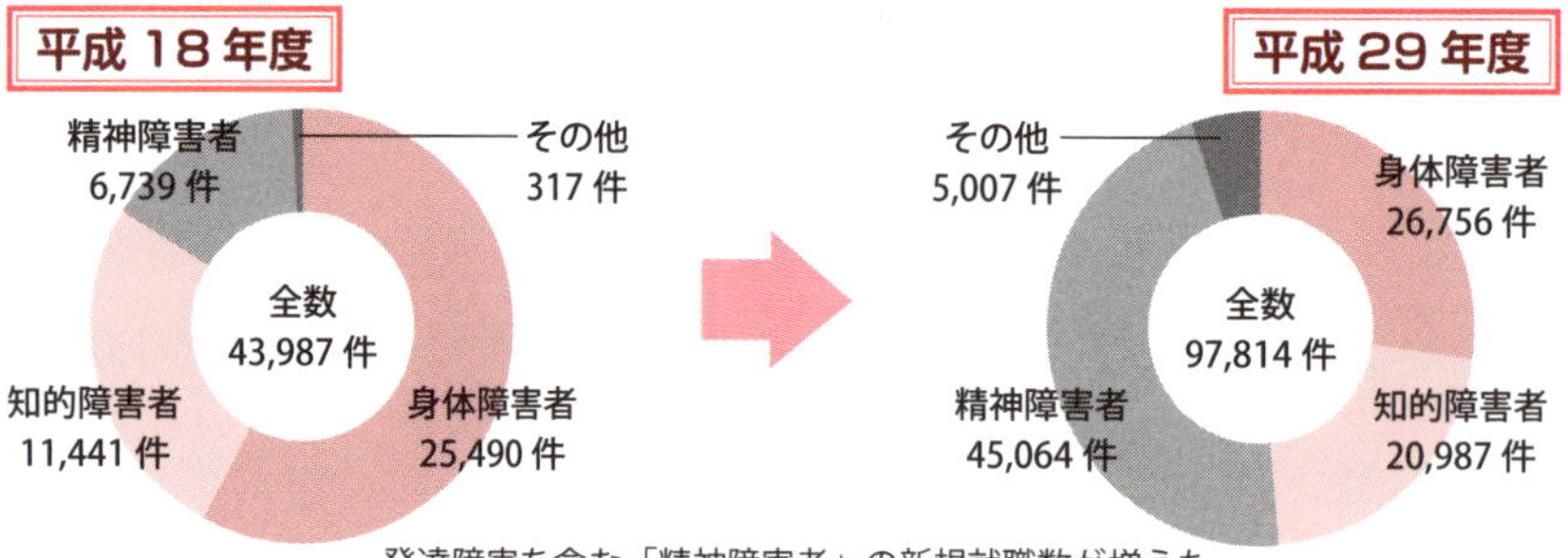
平成18年度
精神障害者
6,739件
その他
317件
全数
43,987件
知的障害者
11,441件
身体障害者
25,490件
平成29年度
その他
5,007件
身体障害者
26,756件
全数
97,814件
精神障害者
45,064件
知的障害者
20,987件

発達障害を含む「精神障害者」の新規就職数が増えた。ただし、障害者「雇用全体」では精神障害者はまだ少数

発達障害のある人の雇用が増えてきている

近年は障害者雇用制度が変わり、精神障害のある人の雇用が増えています。発達障害のある人の雇用率も上がってきています。

ADHDの場合、雇用する際に注意しておきたい点があります。面接だけで決めないことです。

面接だけでは特性がわかりづらい

ADHDでは、一見、人あたりがよい人が少なくありません。面接では比較的そつなく話し、明るい印象を与えることがあります。

しかし、実際に働きはじめると、不注意やスケジュール管理ができないといった困難が見えてきます。職場の人は、「こんなはずではなかった」と思うこともあるでしょう。能力が低いわけではないのですが、見えづらい特性なのです。

雇用の際には実習期間を設けて、特性を理解することが重要です。適材適所に配属すれば、職場の戦力になります。

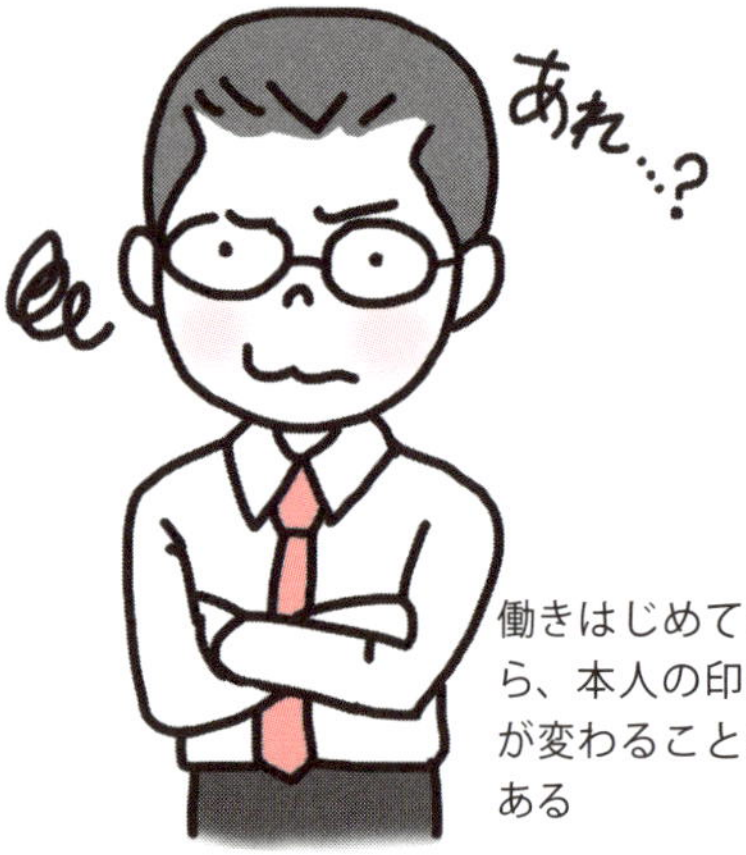
あれ…?

働きはじめてから、本人の印象が変わることもある

＊左グラフ：厚生労働省「障害者雇用の現状等」平成29年
右グラフ：厚生労働省「障害者雇用の促進について　関係資料」平成31年

本人の適性

ＡＤＨＤの人に向いている仕事を単純化していうことはできません。個人差が大きく、職場の環境や人間関係も大きく影響するからです。ただ、向いている仕事内容の傾向はあるようです。

向いている仕事内容

- **毎日変化があり、動きまわる**
- **ものおじしない特性や発想力を生かせる**
- **人のお世話をする**
- **本人が興味をもつ分野を生かせる**

例　営業職、企画職、福祉系、ソーシャルワーカー、プログラマー、クリエイター系、カメラマン、デザイナー　など

本人の特性と職場の環境は個別差が大きいので、一概にいえない

向いていない仕事内容

- **毎日同じことのくり返し**
- **細かい数字を扱う**

例　経理・財務、法務、パターン化されているコールセンター、データ入力　など

採用までのポイント

職場側も本人も、実際に働いてみないとわからないことがあります。面接だけでなく、実習期間を設けることが重要です。一般就労で雇用される人もいます。

面接

基本的な個人情報を確認する

実習

実際の作業をおこなううちに、特性が見えてくる

休日をはさんだ１週間以上の実習を

本人：ペースをくずさずに１週間勤務ができそうか。休日にはしっかり休んで疲れがとれるかをチェック

職場：遅刻せずに通えるか、休み明けに元気に出勤してくるかをチェック

本人にも職場にも

本人：やる気はあってもできないことがあると認識する。就活の段階で実習がある企業を探そう

職場：個別の特性を見よう。計算が苦手か、接客が苦手か、ヘルプを求められるかなどを見てほしい

面接

本人はどういったところに困難を感じたか、どのような支援が必要かなど、感想と対策を話しあう

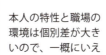

できること・できないことの差が大きい

周囲の人はＡＤＨＤの人に対して「なぜこの程度のことができないのか」と疑問に思うかもしれません。しかし、できること・できないことの差が大きいだけ。さらに個人によっても違います。

障害があるとは

発達障害の人は外見的には障害があるとわかりづらいので、周囲の人はできないことを叱責したり、本人はできないことに落ち込んだりしています。障害があるとはどういうことか、発達障害を車いすにたとえて考えてみましょう。

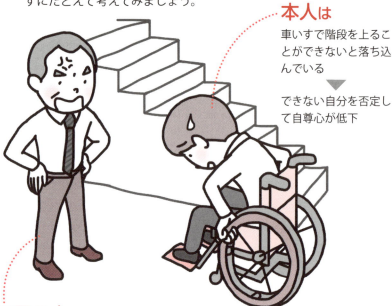

本人は

車いすで階段を上ることができないと落ち込んでいる

▼

できない自分を否定して自尊心が低下

周囲の人は

なぜ階段を上れないんだと叱責する ▶ 努力が足りないと評価

そもそも車いすで階段を上るのは不可能。叱責や落ち込む必要は全然ない

対処の基本

発達障害の特性を修正させようとしてもうまくいきません。職場では、本人に合った働き方を準備するほうがうまくいきます。

特性を直そうとしないこと ➡ **仕事のやり方を工夫し、環境を整備する**

できないことがあると理解しよう

書類にミスがある、一度に二つのことができない、締め切りに間に合わないなど、ADHDの人の困難は、発達障害のない人にも見られる、ありふれたことばかり。そのため「やる気がない」などと思われがちですが、努力してもできないのです。発達障害の特性とは、本人のやる気とは別のものだという理解が大切です。

長所に注目

本人に合った仕事とは、長所に注目すればわかります。愛想がよく接客が得意、ひらめきがあるなど、人によって違います。注目した長所は、ほめてのばしましょう。

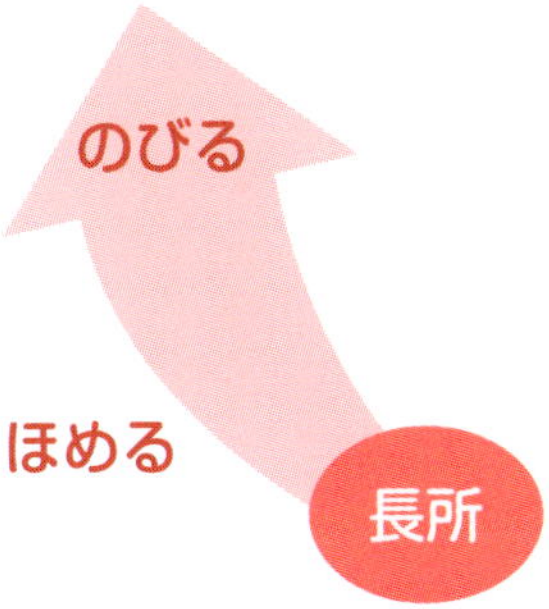

発達障害は子どものころからあるので、失敗体験や叱責体験が重なり、これまであまりほめられたことがない人もいる。ほめるのが有効な場合が多い

自己紹介書（例）

得意な作業や配慮してほしいことなどを、本人と職場の人と一緒にまとめ、職場の共通理解にするとよいでしょう。

予《あらかじ》めつくっておきたい

面接時、配属前などに作成しておきたい

氏名
診断名

	強み	課題	対処／配慮
作業面	・タイピングが早い ・行動力がある　・体力がある ・機械が好き。勉強することが苦にならない	・単純な長時間業務は眠くなる ・優先順位がつけづらいことがある ・不器用さがある	・服薬でコントロール ・適宜休憩をとる ・期日と、なにを優先するか整理する ・難しいときは指示してほしい
対人面	・友好的に人に接することができる ・広く浅く知識があるので、話題が豊富	・話しすぎることがある ・早口、落ちつきがないように見える ・人のことを大切にして、自分がおろそかになる	・自分も気をつけるが、ストレートに伝えてもらえるといい ・相談していい人を教えてほしい
思考や行動	・責任感がある ・労働時間を守る	・先延ばし傾向がある ・最悪の事態を想定して、マイナス思考になる	・TODOリストをつくって業務管理をする

環境整備

刺激を減らすことで大きく改善する

感覚過敏のあるＡＤＨＤの人は少なくありません。蛍光灯の光やエアコンの音などが強い刺激になって、苦しんでいます。職場環境の整備は本人だけではできないので、職場側の配慮が必要です。

情報が入りすぎないように整備する

職場環境による刺激が、仕事の困難に結びついていることがあります。光や音への過敏だけでなく、周囲の雑談が頭に入ってきて気が散ったり、隣の人が立ち上がる気配だけで集中がとぎれたりするといいます。感覚過敏がなくても、刺激が多い環境は、情報が頭に入りすぎて混乱してしまうのです。

ＡＤＨＤの人が集中して仕事に取り組めるように、環境を見直しましょう。苦手なものには個人差があるので、本人に確認します。席の配置を変える、ヘッドフォンの使用を認めるなど、職場側の配慮が必要なこともあります。

特性に合った工夫を

ＡＤＨＤの特性に合わせて、職場側でできる工夫としては、下記のようなものがあります。

不注意へは

- 個室やパーティションで区切るなど、静かな環境
- デスクの位置の調整
- フレックスタイムの導入
- ヘッドフォンの使用
- ダブルチェック

多動性へは

- 周囲へ支障にならないなら、動きの許容
- 動きのある作業にする
- 休憩を予定に組み込む

計画性、時間管理、記憶の困難へは

- タイマーの使用
- メンター
- 予定表をつくる
- 単調な作業の削減
- 定期的に仕事に変化をつける
- やることを細分化して示す
- 口頭の指示にはメモも渡す

メンターとは助言や指導をする人。精神的なサポートをする。仕事だけでなく対人関係、生活のしかたなど個人的な相談にものる

Marios Adamou, Muhammad Arif, Philip Asherson, et al:Occupational issues of adults with ADHD. BMC Psychiatry 13(59). 2013 より抜粋、翻訳

環境整備

職場側ができる工夫を具体的に見てみます。苦手なところは本人に確認しながら整備していきますが、いわば「そっけない」環境にするほうが、刺激が少なくなってよさそうです。

窓に近い席だと、つい外をながめてしまう

蛍光灯の光が苦手で、自然光がいい人もいる

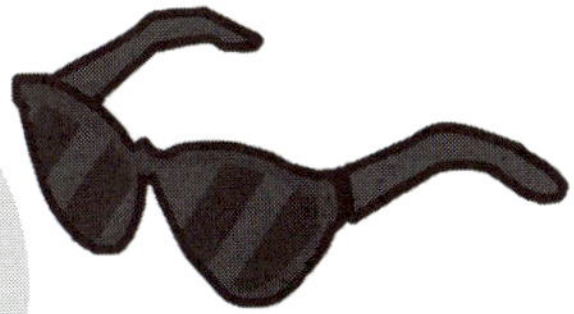

サングラスの使用を許可

パーティションで区切ると集中できる

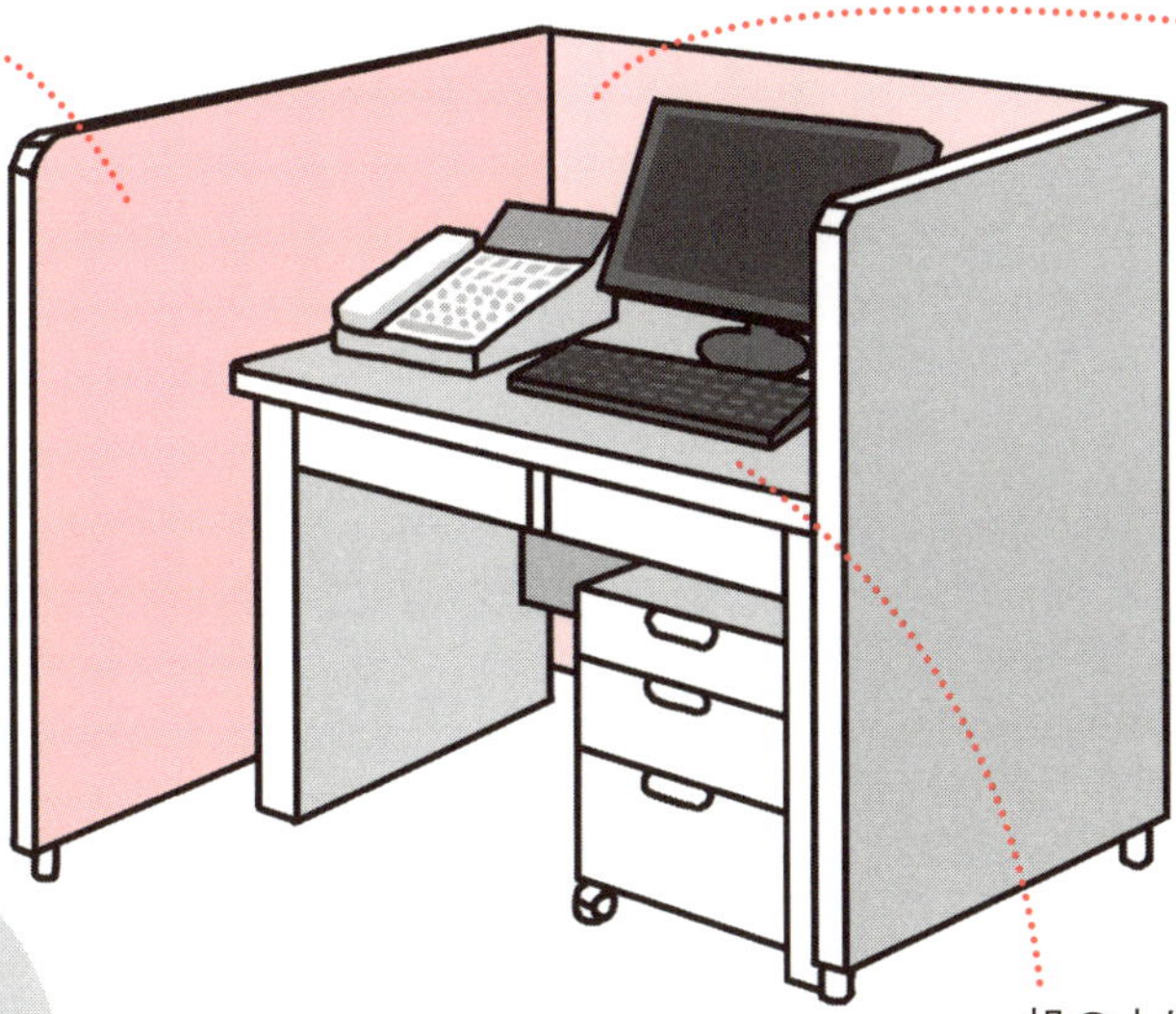

壁など目につくところに、ポスターや掲示物を貼るのはやめる

入り口に近い席では、人の出入り、ドアの開閉が気になる

ミーティングスペースから遠い席のほうがよい

机の上にはよけいなものを置かない

静かな音楽が小さな音で流れているほうが集中できるという人もいる

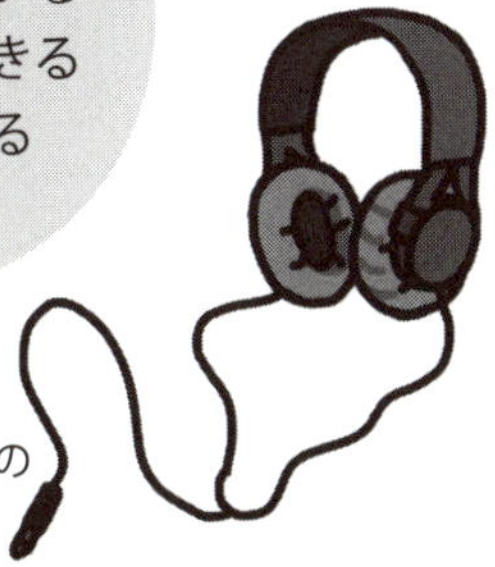

ヘッドフォンの使用を許可

コピー機の音が刺激になる人もいる

ヘッドフォンの使用など目につく配慮は、別のトラブルのもとになりかねないので、周囲の人たちにも事情を説明しておく

ダブルチェックなど職場の態勢をつくる

ここからは、困りごとへの対応のヒントを考えていきます。ここに挙げた困難や対応の例は、ほんの一部ですから、これをヒントに個別に工夫しましょう。

対応のヒント

仕事では小さなミスや遅れが大きな損失につながることがあるので、職場としても対応が必要です。なにより、焦らせないこと。焦ると不注意が悪化します。「落ち着いてやって」と伝えます。

ケアレスミスが多すぎる

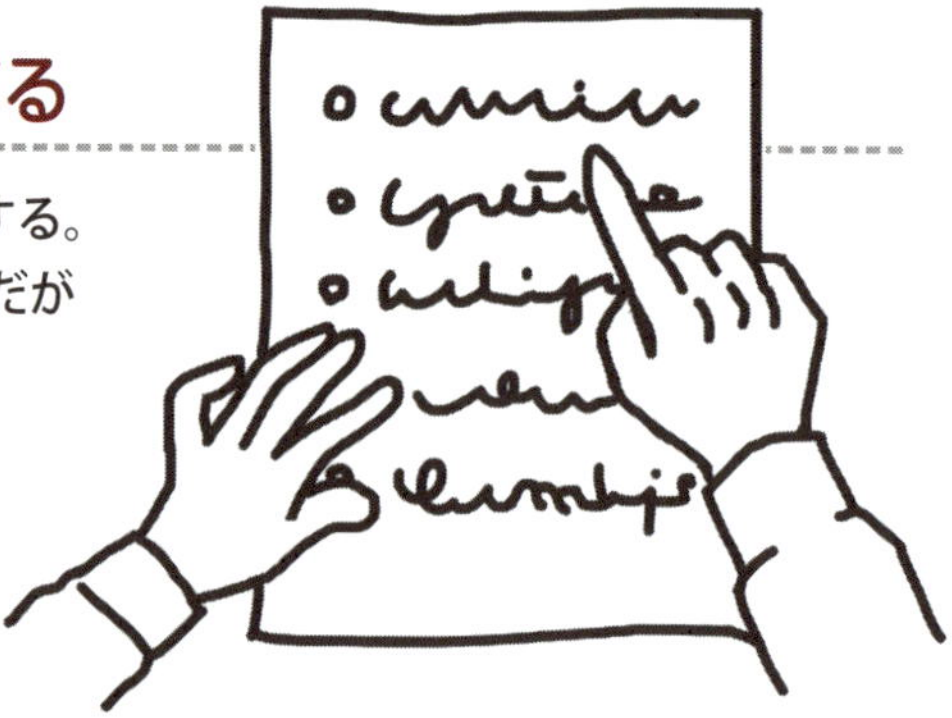

何度も叱責しているのに、ミスをする。少し注意すればできる程度のことだが

本人は

注意してやっているが、自分でも信じられないミスをしてしまう

理解と対応

叱責は不適当。ダブルチェックの態勢を検討する。本人には指さし確認（記載箇所を指でさしながら、声を出して読み上げる）を指導する。パソコンの画面では間違いを見落としやすいので、プリントして紙で確認するほうがよい

指示したことを忘れる

3つ指示しても1つしかやらず、2つは忘れる。ときには1つの指示でも忘れてしまう。ゆっくり言っても変わらない

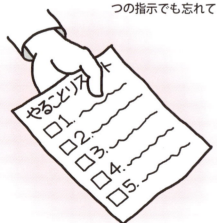

本人は

聞いたことを忘れてしまう

理解と対応

言い方のスピードではなく、指示の量の問題。ワーキングメモリが弱いので、量が多いととりこぼす。指示は1度に1つ。1つでも忘れるなら、口頭より視覚化（見えるように）するとよい人もいる。優先順位がつけられないので、メモを書いて、作業の順番も示して渡すようにする

できないことだけに注目しない

ミスが続くと、なにも任せられないと思うかもしれませんが、ＡＤＨＤの人は能力がないわけではなく、できること・できないことの差が大きいのです。

仕事がうまく進められないのはＡＤＨＤの特性によるところが大きく、本人も困っているはずです。

個人差はありますが、ＡＤＨＤの人の多くは、優先順位をつけることが苦手です。興味のあることには熱心に取り組む一方、苦手なことは先延ばしにしやすい傾向があります。

こうしたことは本人の努力だけでは改善しません。困難なことや苦手なことを本人にも確認しながら、対策を立てましょう。

こう言っても本人は困るだけ

「ミスをするんじゃない！」
「この前説明したよね」「なぜさっさと始めないの！」

計画どおりに仕事が進まない

仕事の計画を立てても、スケジュールどおりに進まず、いつも遅れる

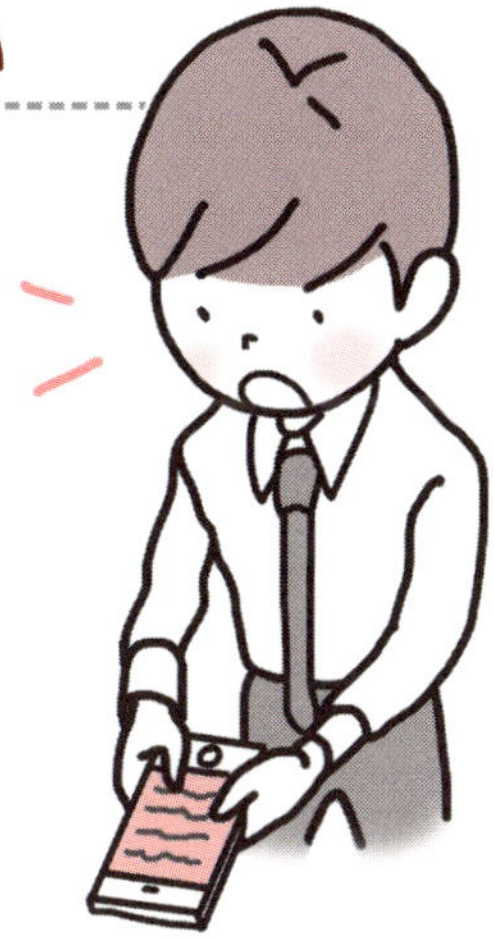

本人は

やることをメモしても、メモを見忘れる。仕事を始めようとしても、つい先延ばしにしてしまう

理解と対応

時間感覚の問題がある。先延ばしもＡＤＨＤの特性のひとつ。仕事はやるべきことを全部書き出して全体像を把握する。そのうえで、毎朝、その日の予定をチェックする。メモは紙でなく、スマホにすれば、見忘れが減ることも

字が雑できたない

提出してきた書類の文字が雑で、きたなくて、読めない。パソコンで書けばいいのに

本人は

雑に書いたつもりはない。手書きのほうが忘れない

理解と対応

ＡＤＨＤにＬＤが併存していることは多く、文字がうまく書けないのも特性のひとつ。本人は雑に書いたつもりはないことを理解したい。注意するなら「きれいに書いて」より「ていねいに書いて」のほうがいい。急かさないことが大切

本人がヘルプを求められる関係づくりを

上司や同僚への失礼な発言や、話を聞くときの態度、怒りっぽさなどから、職場の人間関係がうまくつくれません。ただ、理解しておきたいのは、本人には悪気がまったくないということです。

対応のヒント

対人関係の困難は、本人にとって、仕事上の困難と同じか、それ以上に深刻です。対人関係がうまくつくれず、悩んでいても相談できないのかもしれません。対応策を一緒に考えてもよいでしょう。

人の話を聞いていないようだ

仕事の説明をしていても、うわの空。こちらの話を聞いていないように見える

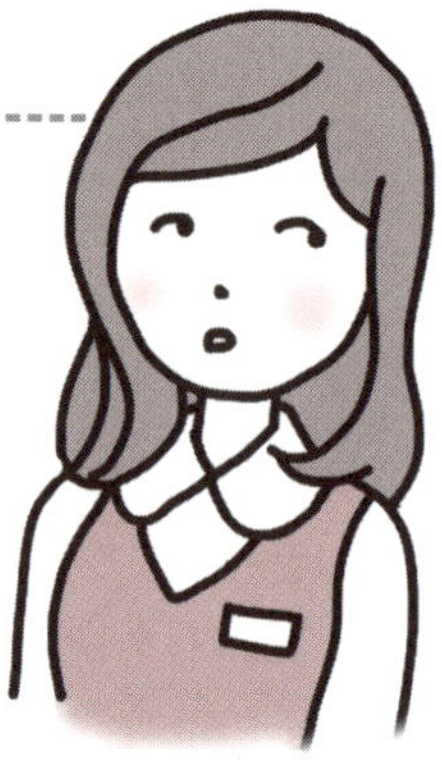

本人は

ちゃんと話を聞いているつもり

理解と対応

じっくり聞くとは耐えることなので、ＡＤＨＤの人には苦手なこと。関心があれば聞くけれど、関心がない話だと意識がそれてしまう。視線がうつったり、返事がなかったりすると、相手を不快にさせる。大事な話は、静かな別室など本人の気が散らない環境で話すようにする

結論を先に言ってしまう

こちらが話している途中で、結論を言うのでイラッとする

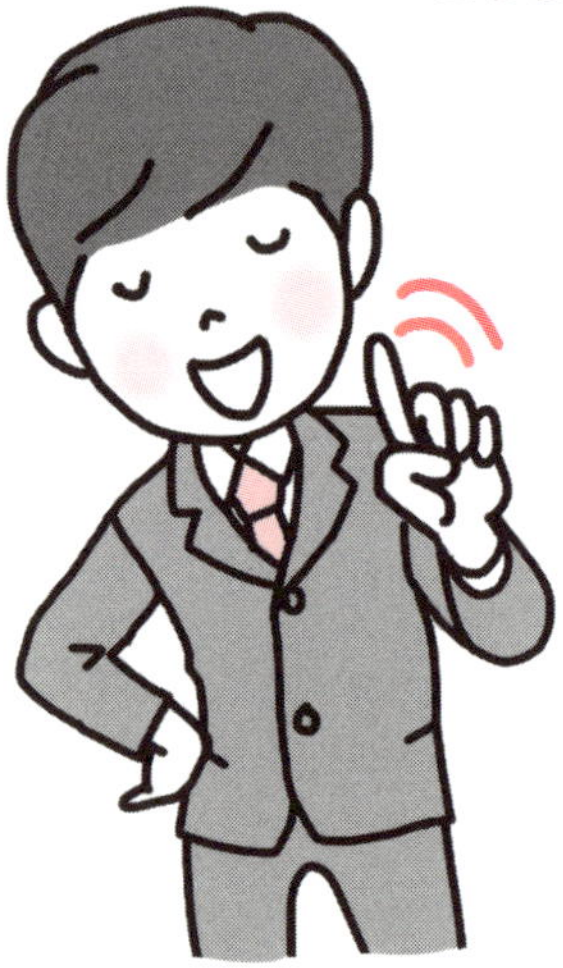

本人は

相手の言うであろう結論がわかって、それを言ってしまう。相手がどう感じるかは、そのときには考えていない

理解と対応

頭の回転が速く、ただわかったことを口に出しているだけ。しかし雑談でも、楽しく話している人は、先に言われるとイラッとする。先に言わないでほしいと伝えるか、話題を変える。仕事の話で結論が違っているなら、ポイントを正しく説明する

こう言っても本人は困るだけ

「ちゃんと聞いて」「自分勝手なことをしないで」
「生意気なことを言うんじゃない」

自分勝手、わがままに見える

打ち合わせ中、目の前でいきなりパソコン操作をするなど、ほかの作業を始める

本人は

自分勝手なことをしているつもりはない。思いついたことを忘れないようにしている

理解と対応

本人としては対人関係より、刺激の受けやすさが先にきてしまうので、思いついたことや目の前にあることをやってしまう。待てない場合や、接客中など不適切な場合は「そっち、あとにして」と言えばよい

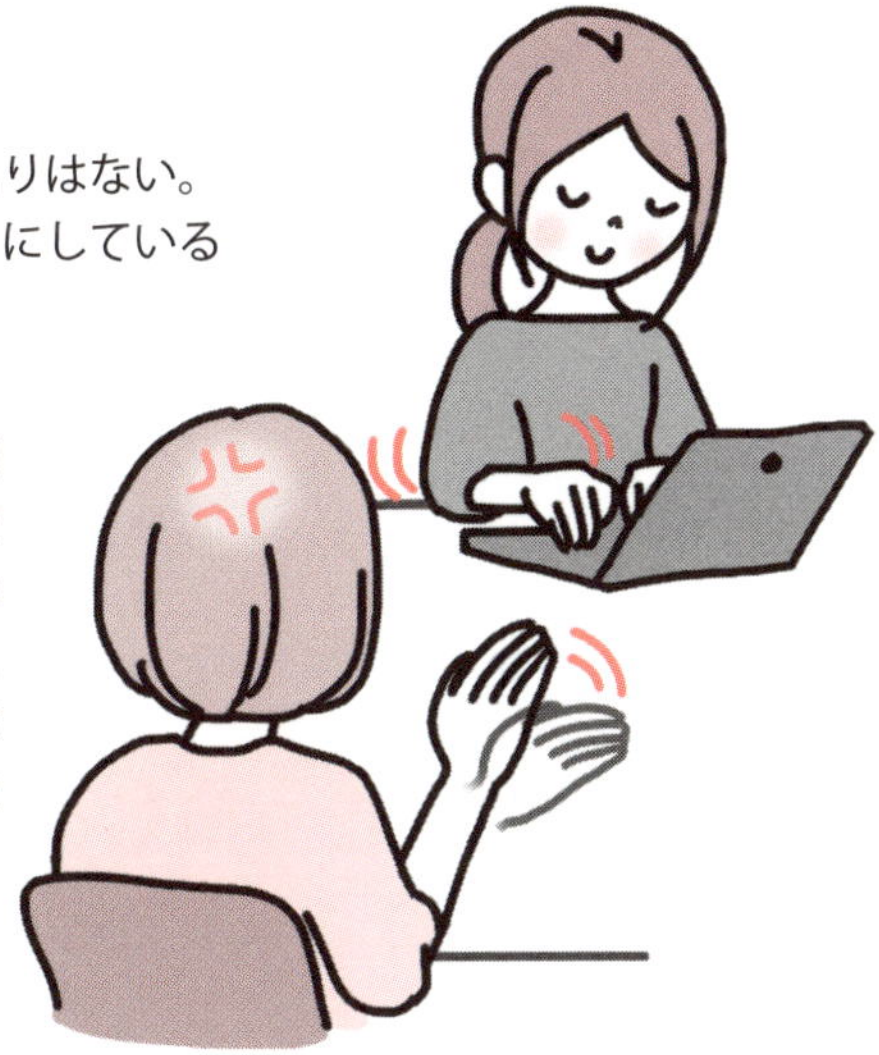

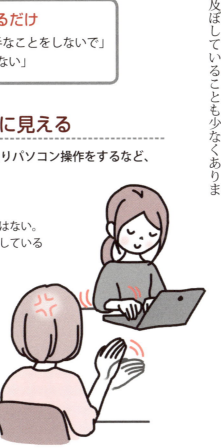

同僚とトラブルを起こす

同僚と口げんかをすることが多い。周囲が困る

本人は

怒りっぽくて、つい言ってしまう。けんかをするつもりはない

理解と対応

まず、口げんかをとめる。仕事中に雑談をしている同僚を許せないなど、正義感から言っていることもあるので、内容を確認する。本人には、気にさわることや腹が立つことがあったら、ヘルプを求めるように指導する

悪気がないと認めよう

対人関係がうまくいかないのは、不注意、多動性・衝動性といった特性によるところが大きいのですが、仕事上の問題が悪影響を及ぼしていることも少なくありません。例えば、叱責が続けば本人は萎縮して人間関係がぎくしゃくするでしょう。ミスが多発すれば他人から信用されなくなります。ですから、仕事の進め方の問題を改善することで対人関係が改善することもあります。

本人の言動も対人関係に大きく影響します。ときには腹を立てたくなることもあるでしょう。しかし本人には、相手を侮辱しようなどといった悪気はまったくありません。不快に感じたら、「悪気はない」と思い出してください。

やる気がないと即断しないでほしい

ＡＤＨＤの人は、仕事の進め方や対人関係のほかにも、さまざまな問題をかかえています。疲れやすさ、感情のコントロールの難しさなどが影響しています。ものの管理も苦手です。

対応のヒント

心身の不調があるのかもしれません。言動を誤解しないよう、本人に聞きながら対応策を検討しましょう。

やる気がないように見える

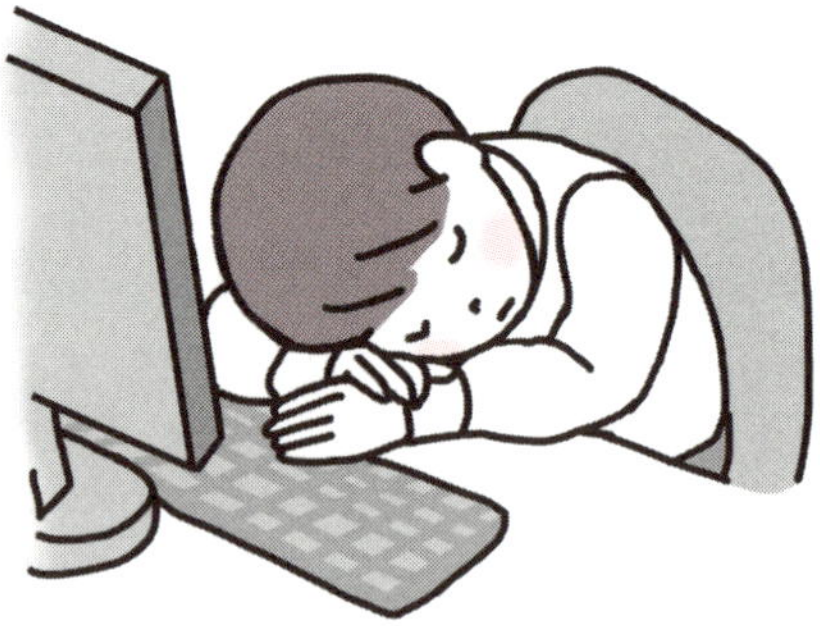

仕事中に居眠りをしていることが多い。やる気がないのか

本人は

疲れている。または、興味がない作業なので眠くなってしまった

理解と対応

発達障害のある人は、疲れやすい。休憩時間を予定に組み込む。また、ＡＤＨＤでは、睡眠障害（過眠）のある人が多い。甘えなどではなく、眠気を自分ではコントロールできない。興味がないとミスもしやすいので、作業の内容を見直す。会議は、参加者全員で適宜休憩をとる

ものを置きっ放しにする

大事な書類をカウンターの上などに置き忘れる。重要さがわかっていないのか

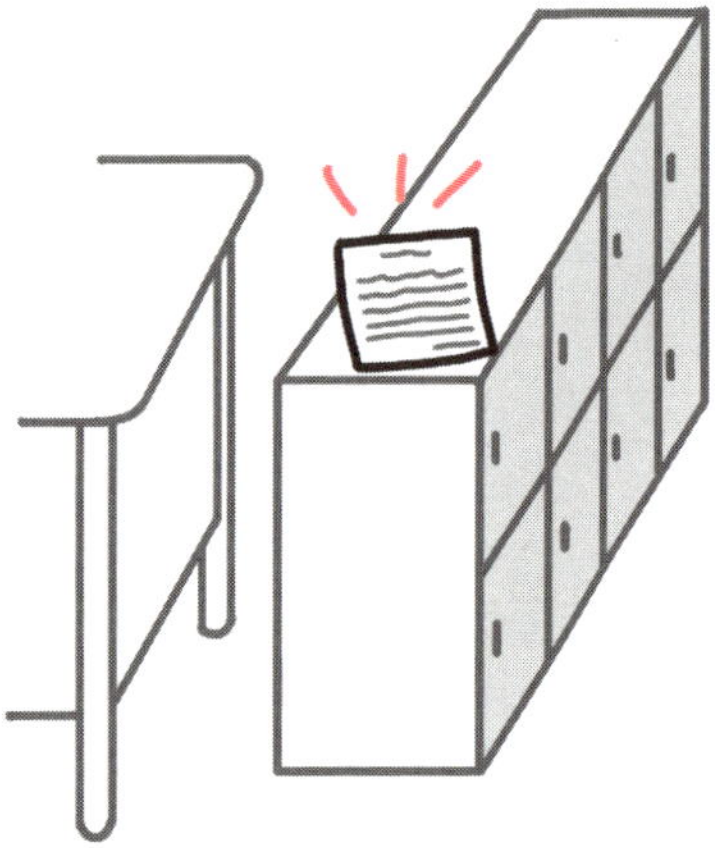

本人は

焦って探すことになる。カウンターの前を通ったとき、ほかのことに意識をとられてしまった

理解と対応

なにかを思い出したり、アイデアを思いついたりすると、すべての注意がうつってしまう。置いたことは無意識に近い。大事なものは体から離さないような工夫をする。まとめて、ＧＰＳつきのタグをつけるなど、グッズの利用も有効

こう言っても本人は困るだけ

「社会人として自覚が足りない」
「注意しろって言ったよね」「やる気を出せ」

突然不機嫌になる

突然、理由もわからず席をたって、ドアをバーンとしめて部屋を出ていくことがある。周囲の人は驚く

本人は

腹立たしいことがあり、感情を抑えられない。でも、爆発させるのはまずいので、部屋を出ることにしている

理解と対応

ＡＤＨＤでは、気分の変動が激しく、１日のなかで瞬間的に気分が変わることがある。いつもなら気にならないことでも怒りがわいてくる。別室でクールダウンするのはいいが、静かに席をたつように促し、本人が落ち着いたら、怒った理由を聞く。または、爆発させないなら、周囲は静観していることにする

デスクに私物が多すぎる

デスクにぬいぐるみ、キャラクターのペン、おもちゃのような付箋など、私物が多い

本人は

好きなものに囲まれていたら、やる気がわくし、楽しく仕事ができる

理解と対応

ほどほどなら大目に見ても。ただ、本人が好きということと、仕事にふさわしいかどうかは別の問題。あまりに極端で、空気を乱し、周囲に悪影響を与えているなら、「合理的配慮＊の域を越えている」などと注意するのもやむをえない

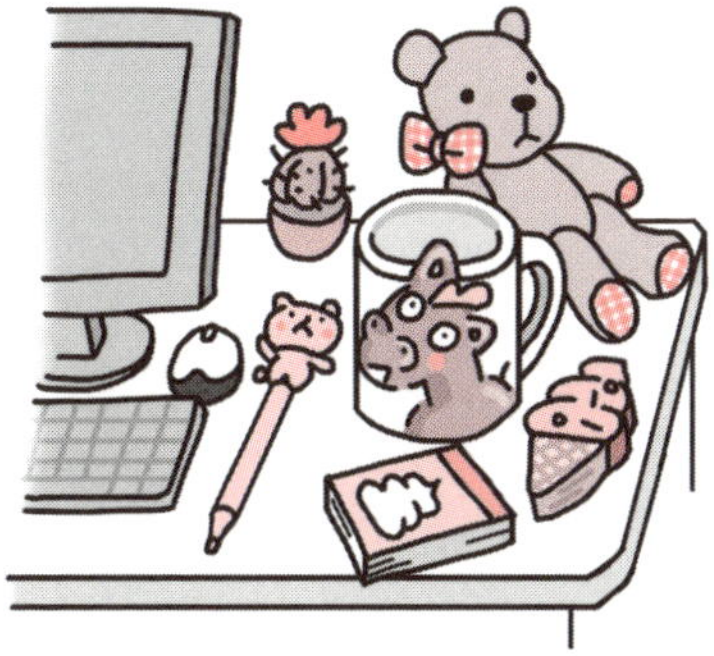

職場の人が困ることは本人も困っている

指示を忘れる、居眠りをする、ミスをする――やる気がないと思いがちですが、本人はやる気がないわけではありません。「ＡＤＨＤに翻弄《ほんろう》されている」と言う人もいるほど、困っています。

失敗や叱責された経験が重なり、自己否定や無力感につながっていることも影響しています。どうせ自分にはできないと最初からあきらめて、積極的になれません。

できないことを「努力してやれ」と言ってもできません。本人は自信をなくすだけです。特性を考えて、できそうなことをやってもらうことがお互いのためです。ほめられた経験が少ないので、ほめて育てることが有効です。

＊法律で定められた、障害のある人が社会生活を送るうえでの、周囲の配慮

発達障害かもしれない人がいたら

職場の人の悩みとして増えているのが、一般就労している人のなかに、発達障害かもしれない人がいて、対応に困っていること。受診をどのようにすすめたらいいのかわからないといいます。

本当に発達障害なのか

不注意、多動性・衝動性はＡＤＨＤの特性ですが、仕事のミスや締め切りに間に合わないなどは、健常の人にも見られることです。そのため、職場で起こる問題の原因を、発達障害に求めてしまうのでしょうが、診断される人は、じつは多くありません。誤解や偏見であったりします。

それでも医療機関で診断を受けてほしいのなら、本人にとって受診がプラスになることを納得してもらう必要があります。

また、発達障害と診断された場合、職場でどのような対応をするかを、考えておく必要もあります。

診断されないことも

発達障害は生来のものなので、現在の症状だけでなく、子どものころからの症状も見て診断します。烏山病院の場合、本人や職場の人が「発達障害かもしれない」と受診してきても、発達障害と診断できるのはおよそ４割です。

ＡＤＨＤの場合　３つの基準を満たす

- 不注意、多動性・衝動性の項目に該当する（ＤＳＭ－５〈精神疾患の診断・統計マニュアル〉による）
- 12歳以前から症状があった
- 症状により問題が生じる場所（家庭、職場など）が２ヵ所以上ある

実際の診断は

診断名なし
・発達障害や精神疾患ではない

なんらかの精神疾患
・適応障害／不安症
・パーソナリティ障害
・うつ病、双極性障害
・知的障害／統合失調症

発達障害
・ＡＤＨＤ
・自閉スペクトラム症
・ＡＤＨＤと自閉スペクトラム症の併存
・ＬＤ

受診のすすめ方

「発達障害かもしれないから」と受診をすすめても、拒否されるでしょう。本人にとっては、診断されることのマイナスしか思いうかばないからです。受診をすすめるのは、なんのためなのか、すすめる側も認識しておく必要があります。

受診をすすめる

ミスが多発、納期に間に合わないなどのトラブルから、ＡＤＨＤがあるのではないかと考え、「発達障害かどうか診断してもらったら」とすすめると……

NO!

拒否される

本人にしてみれば……

発達障害と診断されたら、そのあと、自分にとって不利なことになるのではと想像する。給与が減らされたり、仕事を替えられたりしたくない。なぜ診断を受けなくてはならないか納得できない

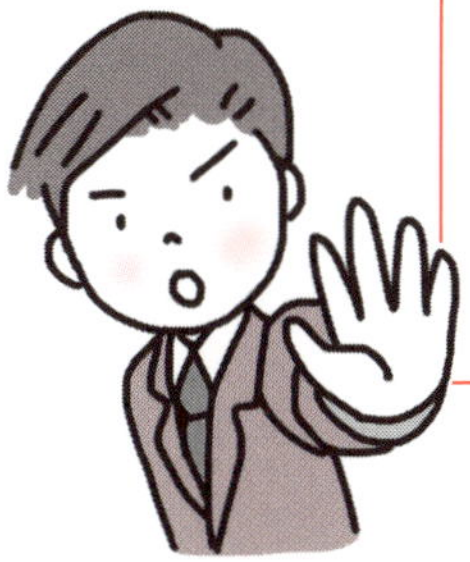

メリットを示す

もし発達障害と診断されたら、職場としては、どのような対応ができるか、本人にとってどのようなプラスがあるかを示す

- 本人も職場も、正しい理解が得られる
- 本人は配慮が受けられる
- 本人は困ったときに相談できる
- 本人はつらい症状が軽減できる
- 職場はより効率的な仕事ができる

薬物療法があると示すのも

ＡＤＨＤには薬物療法があります。不注意や多動性・衝動性を抑えることができるので、本人にとってつらい症状が軽減されることになります。それが自閉スペクトラム症やＬＤなど、ほかの発達障害とは大きく違う点です。

受診をすすめる際には、困っていることに注目して、「薬が効くらしいよ」と言ってみるのもいいでしょう。本人も「なんとかしたい」と思っているかもしれません。

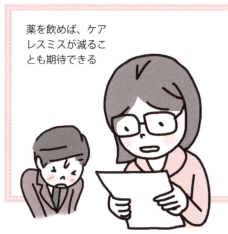

薬を飲めば、ケアレスミスが減ることも期待できる

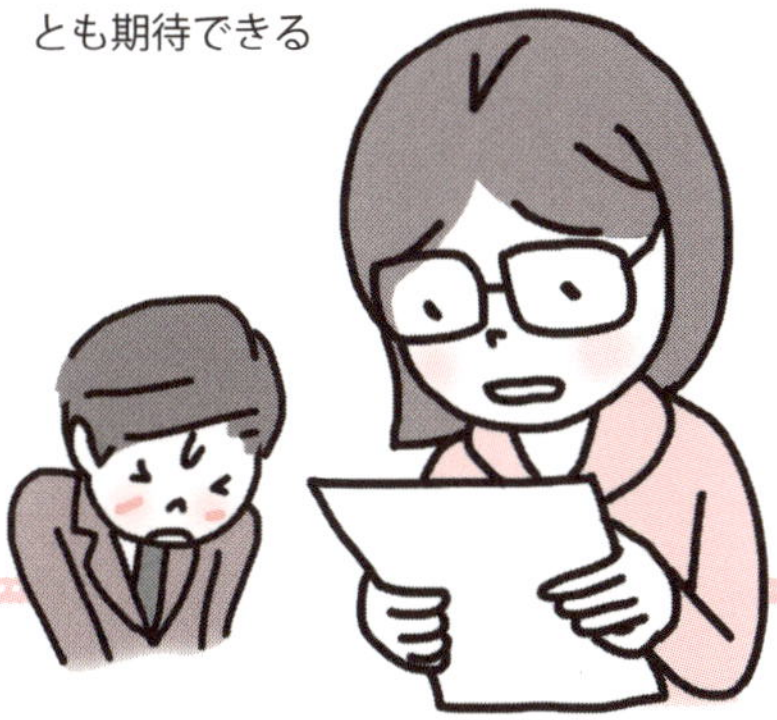

ケース集

適材適所で活躍している三人の働き方

実際に働いている三人のケースを紹介します。ＡＤＨＤは個人差が大きく、職場の雰囲気や対応にもよるので、ここで挙げたような働き方がだれでもできるわけではありませんが、参考になるでしょう。

Ｂさんのケース

総務部の連絡係

プロフィール

27歳。男性。学力は高かったが、音や視界に入るものを多く拾ってしまう。話を聞いていない、落ち着きがないと誤解されがちなので、就職当初は定着支援（→P97）が入った

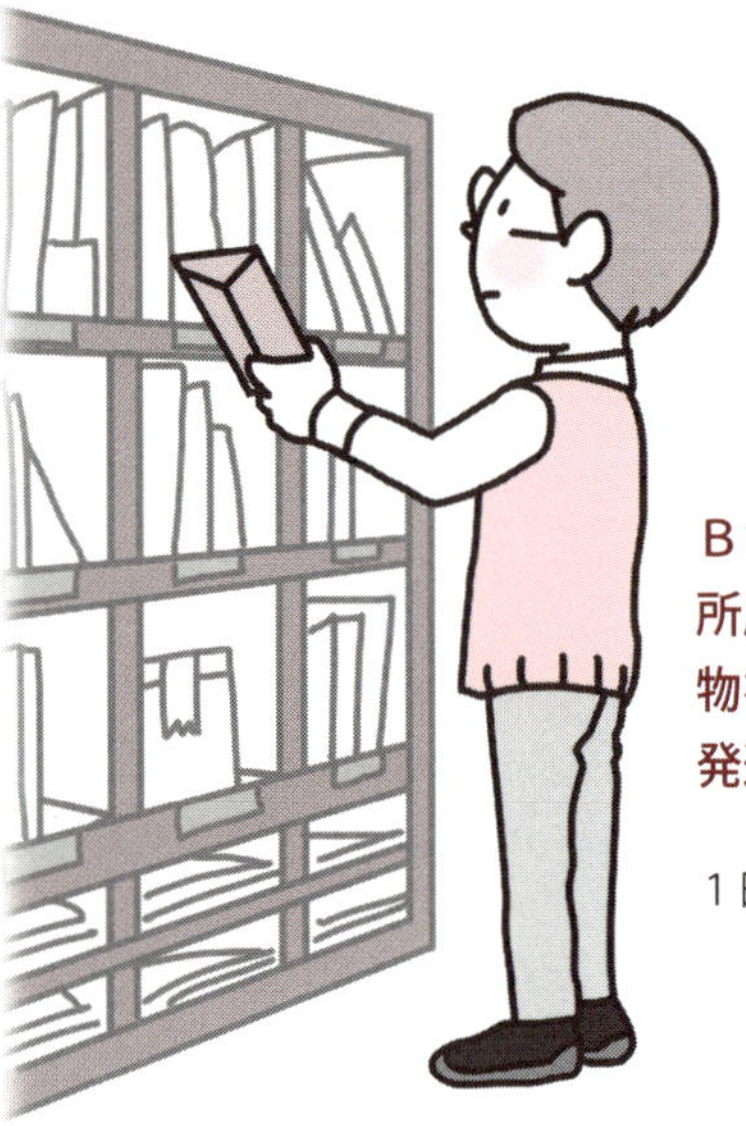

Ｂさんは、企業の総務部に所属している。大量の郵便物を各部署ごとに分けたり、発送したりするのが仕事

１日に何度か社内をまわる

社内の郵便物を回収して発送する。大きな荷物や海外発送のものもあるが、まったく問題なく処理していく

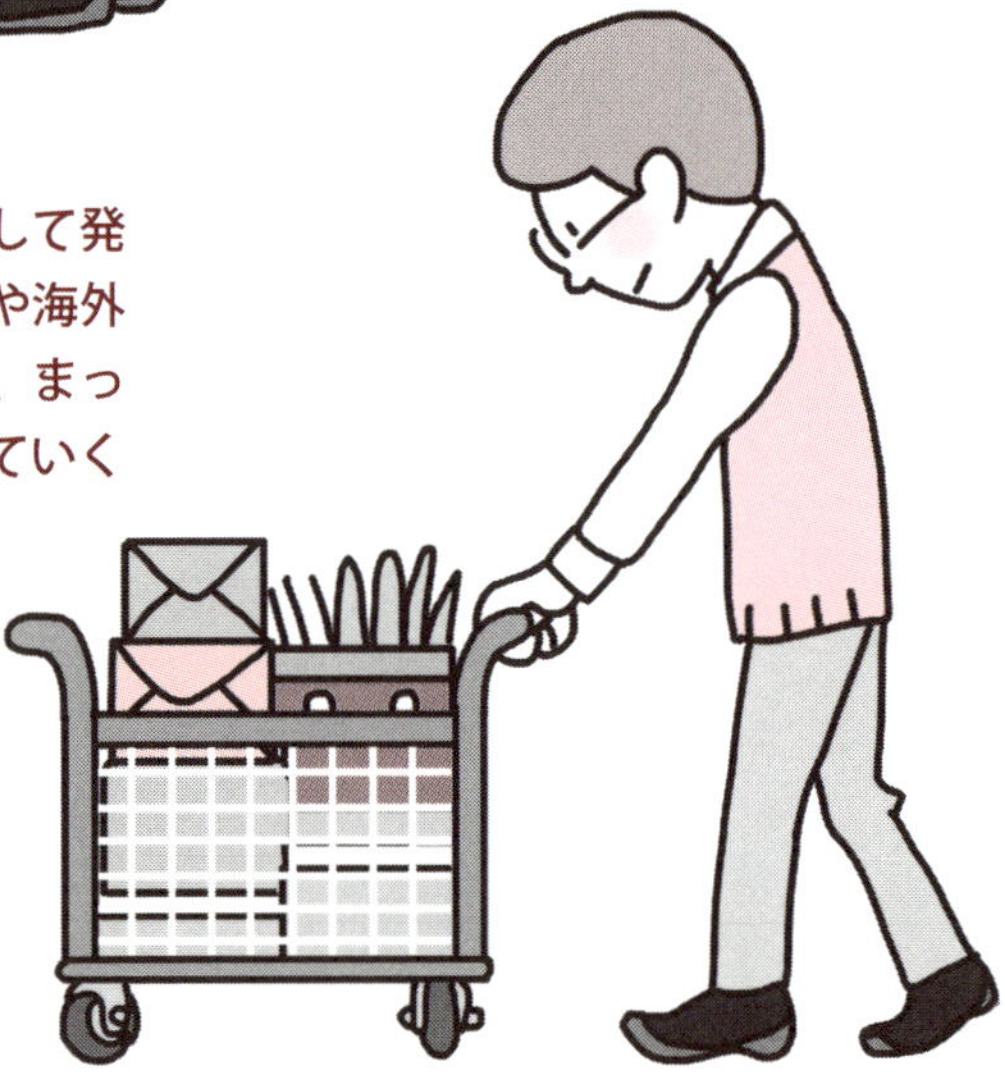

コミュニケーションをとるのが苦手なＢさんには、精神的にも負担が少ない

Cさんのケース

ソーシャルワーカー

プロフィール

35歳。女性。人のお世話をするのが好き。勉強して社会福祉士の資格を取得した

以前勤めていた会社では「おせっかい」と言われるほどの世話好きなので、資格をとって転職した。現在の職場では、書類のダブルチェックなど、Cさんの弱点をカバーする配慮をしている

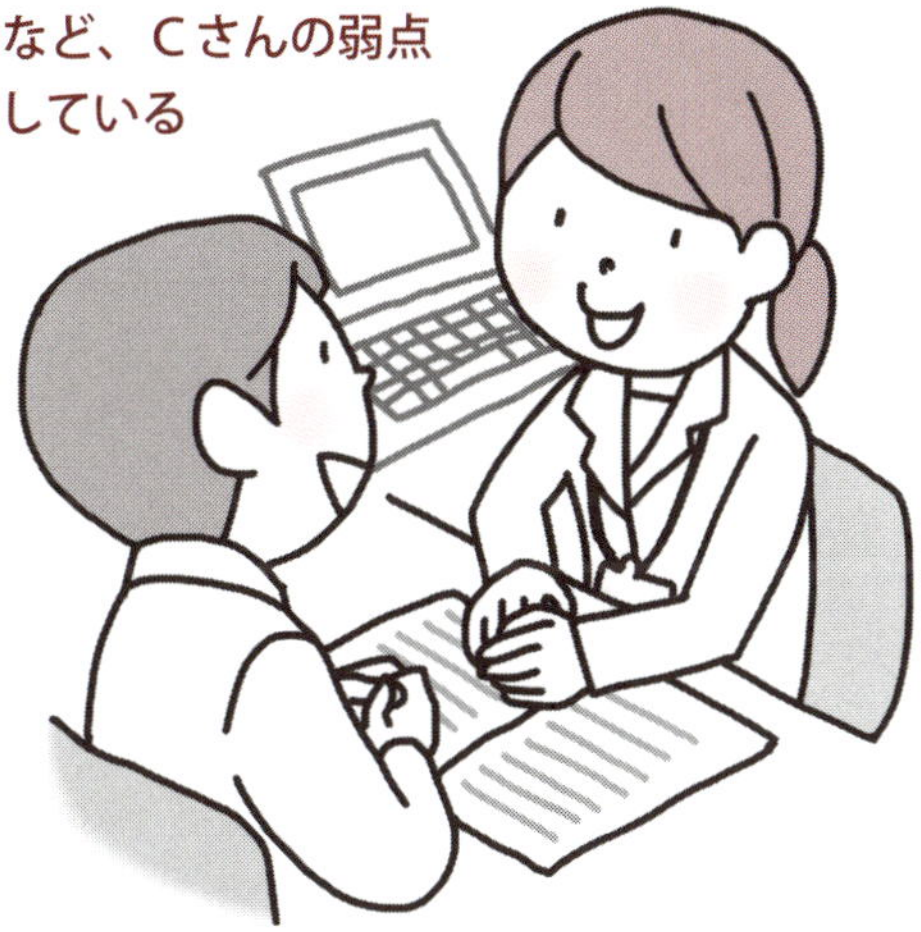

困っている人の相談にのって役に立てるので、やりがいを感じている

Dさんのケース

事務職

プロフィール

32歳。男性。注意の維持の問題で、パソコンに長時間向かっているのが厳しい。比較的コミュニケーション能力はあり、愛されキャラ

事務職といっても、パソコン操作以外の仕事も多く、営業の人たちの調整業務など、営業アシスタント的な仕事もしている。座ったきりではなく、日によって変化のある業務内容なので、こなせている

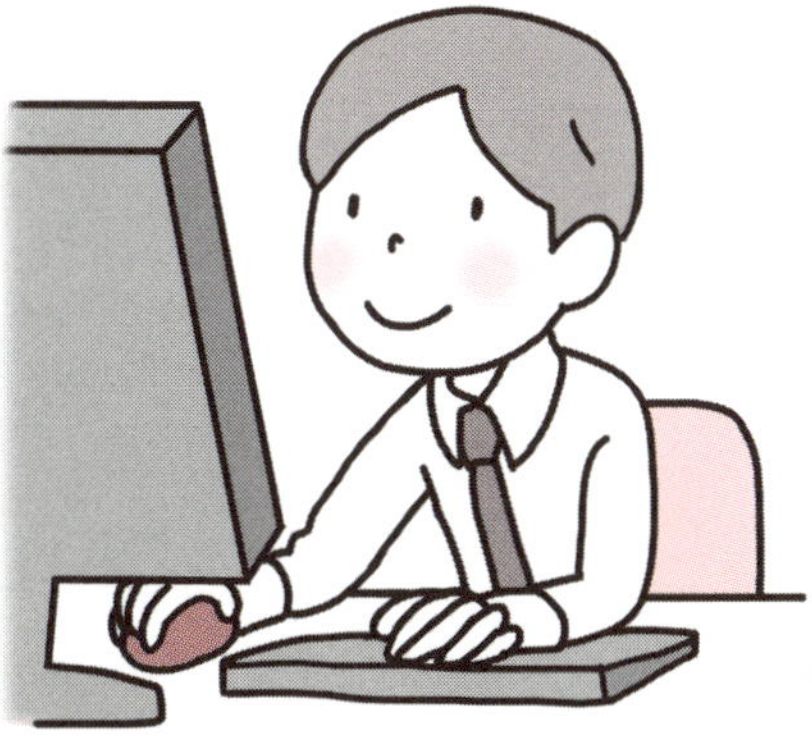

パソコン操作といっても、報告書の作成などをおこない、単なるデータ入力ではない

MESSAGE

当事者から職場の人へ伝えたいこと

やる気がないなどと誤解されがちなＡＤＨＤの人。でも、本人はがんばっています。そのことをぜひ、職場の人たちにわかってほしいと思っています。

人いちばい努力しているつもりです

「ダメだ」とよく言われますが、私としては努力しているつもりです。一日じゅう気をはっていて、これからもずっとがんばりつづけないといけないと思うと落ち込みます。でも、気持ちをふるい立たせているのです。

締め切りに余裕をもたせて

スケジュールは余裕をもって組んでほしいです。締め切り日はサバをよんで伝えてもらって、かまいません。ただ、サバをよんでいることが私にわからないようにしてもらえるとうれしいです。

女性だから単純作業ができると思わないでほしい

落ち着いていすに座りデータ入力をする、他人のスケジュールを（頭で）覚えておいてフォローするなど、女性ならだれでも、細かくデリケートな仕事ができるはずだと思わないでください。個人としての資質を見てほしいです。

人間として成長したいと思っています

子どものころからの生きづらさがＡＤＨＤのためだとわかり、弱点をカバーする方法を学んでいます。なかなかうまくいきませんが、人間として成長したいという気持ちはもちつづけています。

発達障害とは、発達がゆっくりなだけで、発達しない、成長しないということではないと思っています。

励ましに感謝しています

自分で自分がいやになるほど失敗の連続ですが、上司や同僚の人たちに励ましてもらって、なんとか働いています。本当に感謝しています。

5

自分と医療ができること

これまで多くの困難に
直面してきました。でも、
がんばりすぎて心が折れないように
ときには医療や福祉へ
ヘルプを求めてもいいのです。

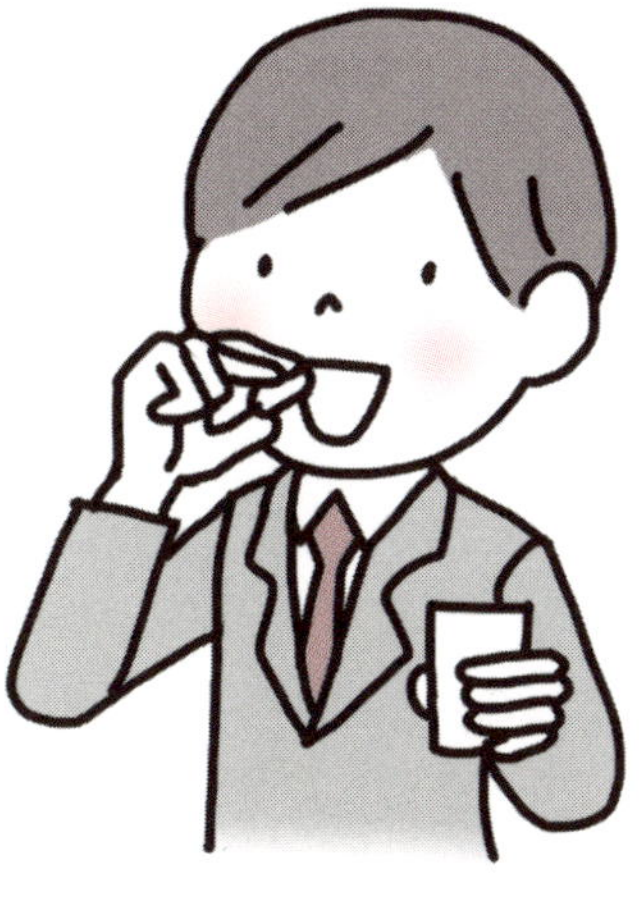

「治る・治らない」とはどういうことか

ＡＤＨＤは、薬物療法と心理社会的治療をおこなっていきます。治療の目標は特性を消失させることではありません。社会に適応でき、生きづらさを改善することです。

治療の目標

ＡＤＨＤの治療は特性を消失させることではありません。発達障害は生来のものなので、根本的な部分は変わらないのです。ＡＤＨＤがあっても、社会に適応していくことは可能で、それが治療の目標です。

適応できない
生活や仕事に支障をきたし、生きづらく、つらい思いをしている

自分自身を知る、対処法を知る、症状を改善する

適応できる
社会に適応し、幸せに生活できる。それが治療の目標

本人だけを見たら発達障害かもしれない人はいるが、社会に適応していれば、診断名は必要ない

ＡＤＨＤの特性をなくすことではない

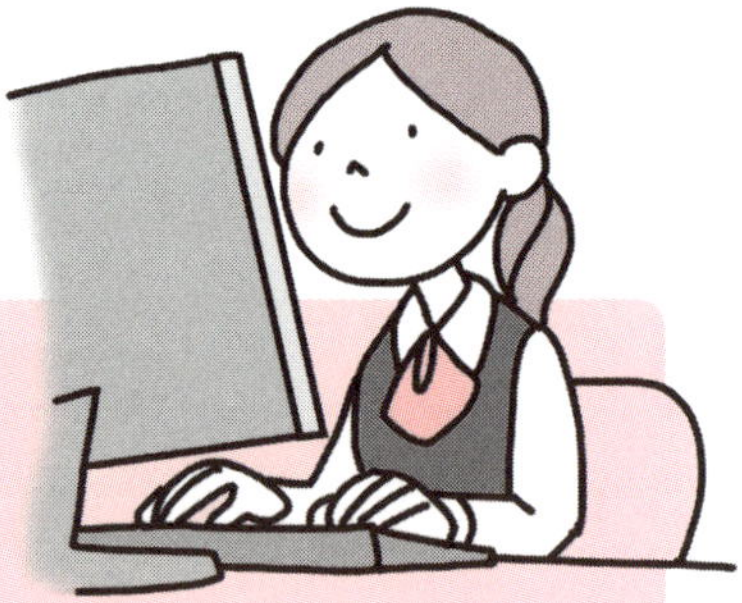

自分を知ろう

ＡＤＨＤは個人差が大きく、発達障害について得た知識が自分にあてはまるとはいえません。自分の弱点を知りましょう。例えば、下記のようなことがありますか。

- 仕事の手順が覚えられない
- 中断したら、再開できない
- 常に頭の中がざわざわしている
- やることがあっても動けない
- 同じものをいくつも買う
- いつもなにかを探している
- 行列に並べない
- イラッとすると表情に出る
- また失敗しそうで、いつも不安
- 自分の体調がわからない
- 会議中に寝てしまうことがある
- 転職をくり返している

心理社会的治療の目標

ＡＤＨＤの人は、その特性から悪循環に陥りがちです。社会に適応する能力を身につけるには、対処法を見つけることだけでなく、認知のゆがみを修正することも重要です。どちらか一方では悪循環から抜け出すことができないからです。

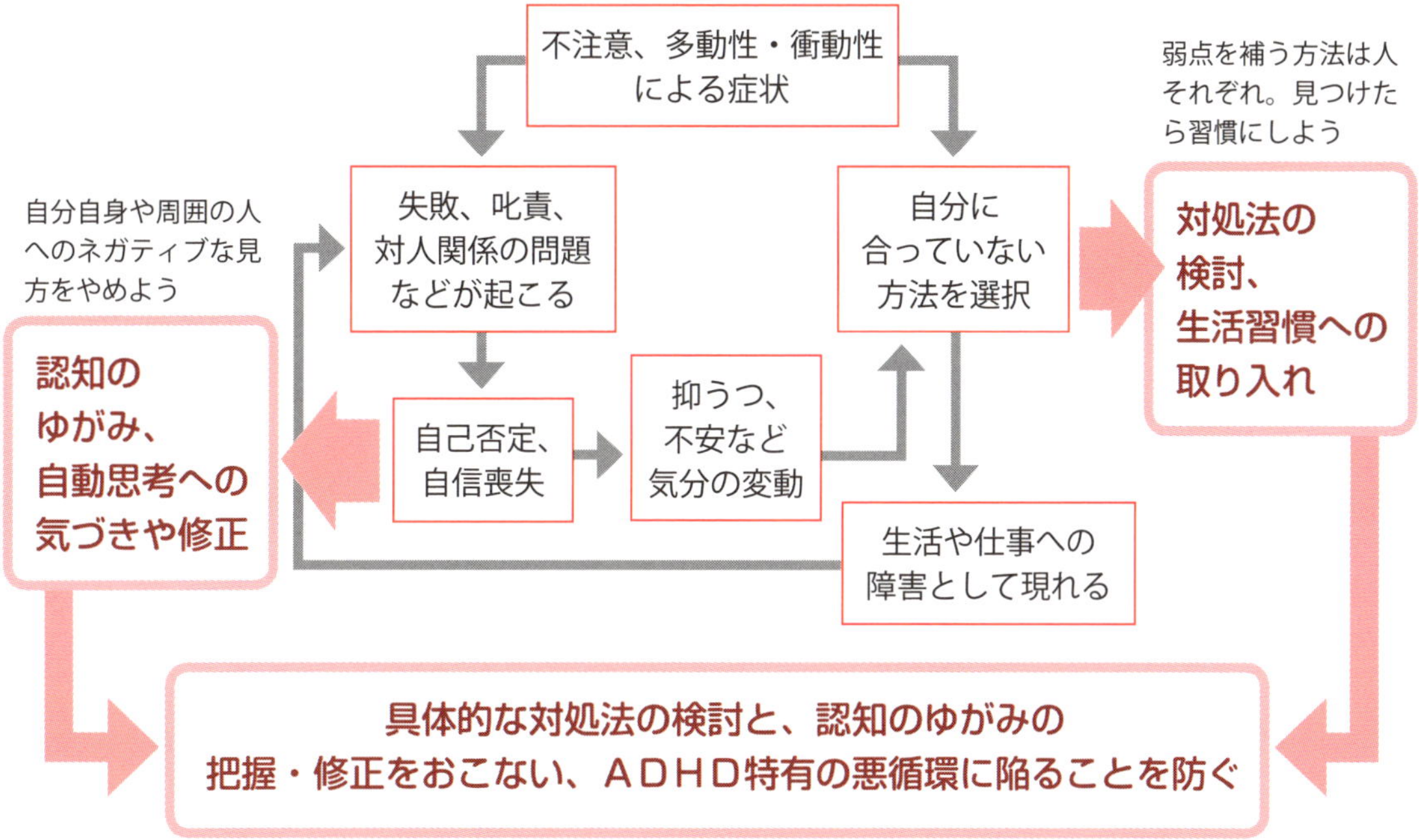

スティーブン・Ａ・サフレンほか著、坂野雄二監訳
『大人のＡＤＨＤの認知行動療法 セラピストガイド』（日本評論社）を参考に改編

治るとは、社会に適応できるようになること

社会に適応できるスキルや考え方を身につけていきます。治療は医師だけに任せるのではなく、自分が主体的に進めていきましょう。職場の支援も欠かせませんが、なにを支援してほしいかを伝えるのは自分です。

心理社会的治療と薬物療法で

ＡＤＨＤの治療で重要なのが心理社会的治療です。心理社会的治療とは、発達障害の知識を得ること、環境整備、ＳＳＴ（社会生活技能訓練→Ｐ92）などです。環境整備には、物理的な整備（→Ｐ66）のほか、本人への理解を職場や家族へ求めるなどの整備も含まれます。

薬物療法は対症療法です。社会に適応する能力をつけるには、心理社会的治療が中心です。

問診や検査を経て診断。デイケアに進む人も

ＡＤＨＤに症状が似た精神疾患もあるので、治療を進めるためには、正確な診断が必要です。現在は、精神科クリニックなどの医療機関でも発達障害をみるところが増えてきています。

対人関係の困難で受診する人が多い

大人のＡＤＨＤでは不注意による悩みが多いのですが、対人関係の悩みをきっかけとして医療機関を受診する人も多いのです。

問診では、発達障害を考えて、そのほかの症状や子どものころの様子を聞きます。しかし、発達障害ではない場合も少なくありません。大人のＡＤＨＤの頻度は調査が少ないのですが、四・四％という報告があります＊。

診断後は治療を進めます。近年では発達障害の人に、デイケアやＳＳＴなど（→Ｐ92）をおこなう医療機関や支援機関が増えています。

受診から治療まで

医療機関を受診したら、問診や検査を受けて診断、治療に至ります。

受診
精神科を受診する人が多い。医療機関によっては発達障害をみていないこともあるので、受診前に確認を

↓

診察
子どものころの様子、現在の症状などを聞き、診断基準に該当するかどうかを検討する。補助的に心理検査（知能検査など）をおこなうこともあるが、必須ではない

↓

診断
本人に告知する。診断されると、今までの生きづらさがわかってよかったという人もいる。発達障害以外の疾患の場合には、その疾患の治療に進むこともある

↓

治療
薬物療法のほか、心理社会的治療をおこなう。デイケアやＳＳＴをおこなう医療機関も増えている

＊ National Comorbidity Surbey Replication
（2006 年。米国でケスラーらが 18 ～ 44 歳の 3199 人を調査）

鑑別が難しい病気

ＡＤＨＤと症状が似ている精神疾患があります。併存していることもあり、より診断を難しくしています。基本的には幼少期から症状があるか否かで区別します。

・双極性障害

気分の上下、気が散りやすい、失言や軽はずみな行動など、ＡＤＨＤと双極性障害には、似た症状が見られます。双極性障害の躁状態のときの症状は、高揚気分などが数日間続きます。ＡＤＨＤでは、一日のうちでも気分が変動します。

・うつ病

集中力や注意力の欠如などが、うつ病の症状のひとつである意欲減退に見えることがあります。

・境界性パーソナリティ障害

境界性パーソナリティ障害でもＡＤＨＤでも自傷行為がしばしば見られます。ＡＤＨＤでは衝動性に基づくものですが、境界性パーソナリティ障害では「見捨てられ不安」に基づく場合が多いです。

原因

ＡＤＨＤの原因は脳の機能にあると考えられています。主に前頭前野という部位が関与していると考えられていますが、ほかにも関与している部位があり、まだ全容解明には至っていません。

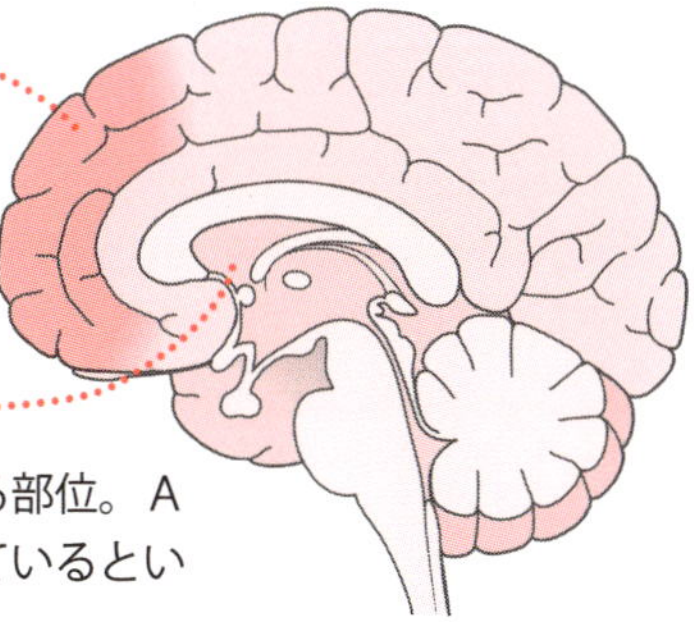
前頭前野
ワーキングメモリ、行動の抑制や切り替え、プランニング、推論などの認知と実行機能を担う
尾状核《びじょうかく》
実行機能にも関連している部位。ＡＤＨＤでは体積が減少しているという報告もある

脳　脳の機能に偏りがある

できることとできないことがあるのは、脳の機能に偏りがあるためと考えられる。神経伝達物質（→Ｐ84）の働きの障害によると想定される

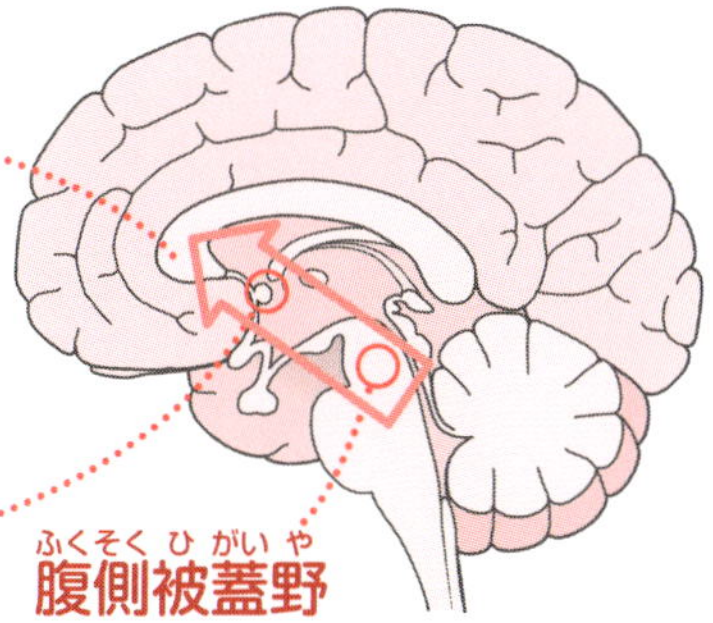
報酬系
ＡＤＨＤでは報酬系の障害も想定されている。報酬系は腹側被蓋野、側坐核などを通る、ドパミンの伝達経路
側坐核《そくざかく》
腹側被蓋野《ふくそくひがいや》

遺伝　要因のひとつ

「なりやすさ」程度の遺伝で、必ず受け継がれるわけではない。親が発達障害の特性をもたないケースも多い。妊娠中や出生後早期の環境も影響している可能性もあるが、まだ不明な点も多い

薬の種類と効くしくみを知っておこう

大人のADHDには、従来コンサータとストラテラの二種類の薬が使われていました。近年、インチュニブも使えるようになりました。それぞれの薬について、知っておきましょう。

大人のADHDに使える薬は三種類

ADHDの薬は従来の二種類に加え、小児用だったインチュニブが大人も使用できることになり、選択の幅が広がりました。いずれの薬も、神経伝達に作用することで症状を抑える（下記）といわれていますが、くわしいしくみは完全には解明されていません。

薬はそれぞれ効き方が違うので、自分に合った薬を飲むようにします。ただ、ADHDの人のだれもが薬物療法によって症状が軽減されるわけではありません。また、服薬中に症状を軽減させるものであって、根本的な治療ではないと知っておく必要はあるでしょう。

効くしくみ

脳内には神経細胞がはりめぐらされています。神経細胞は１本ではなく、つなぎ目があり、そこで神経伝達物質をやりとりしています。薬は、そのやりとりのしかたに作用します。

ADHDのある人は神経伝達物質が少ない

↓

薬を飲む

↓

神経伝達物質が増える

↓

情報伝達が増える

神経伝達物質とは

ドパミン、ノルアドレナリンなど、脳内の神経細胞を通じて情報を伝える物質。うつ病や統合失調症など、ほかの精神疾患とも関係している

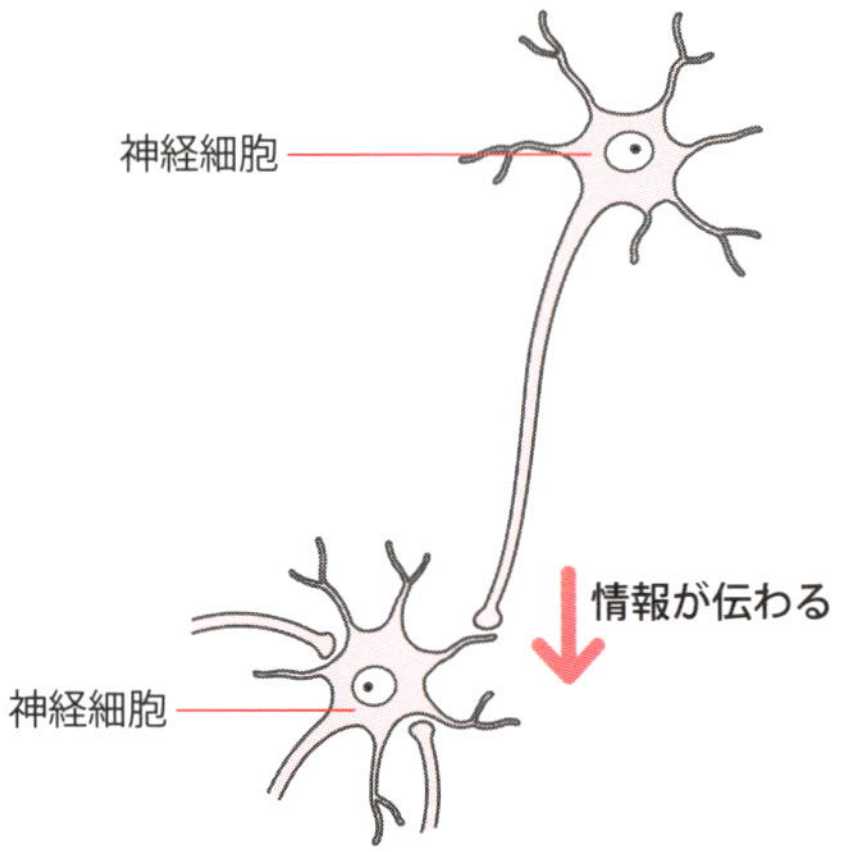

薬の種類と特徴

（　）内は一般名

コンサータ（メチルフェニデート）

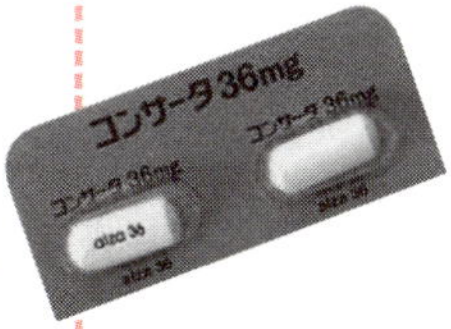

中枢神経刺激薬

- 服用して早期に効果が出る
- 効果は半日持続する（１日は続かない）
- 毎日服用しなくてよい
- メチルフェニデートには、かつてはリタリンという製品があったが、乱用が問題になりＡＤＨＤは適応外に
- 医師の指示に従って服用すれば、依存・乱用の危険性を過剰に心配する必要はないが、登録された医師と薬局のみ取り扱い可能

副作用

- 食欲減退、不眠、動悸など

飲んだり飲まなかったりできる

ストラテラ（アトモキセチン）

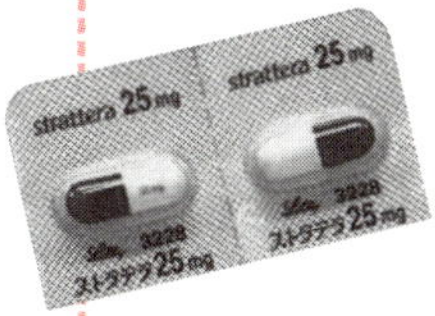

選択的
ノルアドレナリン
再取り込み阻害薬

- 効果は 24 時間持続する
- 効果が現れるには数週間から数ヵ月かかることが多い
- 依存や乱用の危険性は極めて少ない

副作用

- 吐き気、食欲減退、腰痛など。特に服用開始の早期に出ることがあるが、服用を続けていくと、軽減・消失することが多い

毎日飲む

インチュニブ（グアンファシン）

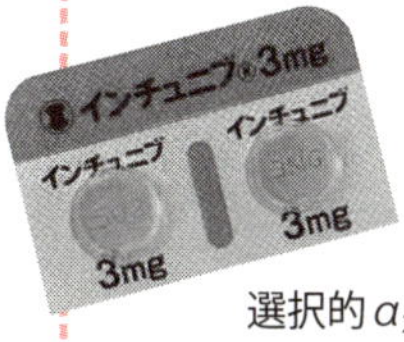

選択的α_{2A}アドレナリン
受容体作動薬

- 効果は 24 時間持続する
- 依存や乱用の危険性は極めて少ない

副作用

- 眠気、頭痛、血圧低下、ふらつきなど

大人に使えるようになった

薬は生き方のスキルアップを助けるもの

薬は万能ではないし、薬を飲んでさえいればいいというわけでもありません。薬をうまく使いながら、心理社会的治療を進め、スキルアップをはかりましょう。

薬物療法の目標

薬によって、障害特性による症状は軽減します。症状を抑えるのは、あくまでも社会に適応する能力を高める一助ですから、薬さえ飲んでいればいいということではありません。

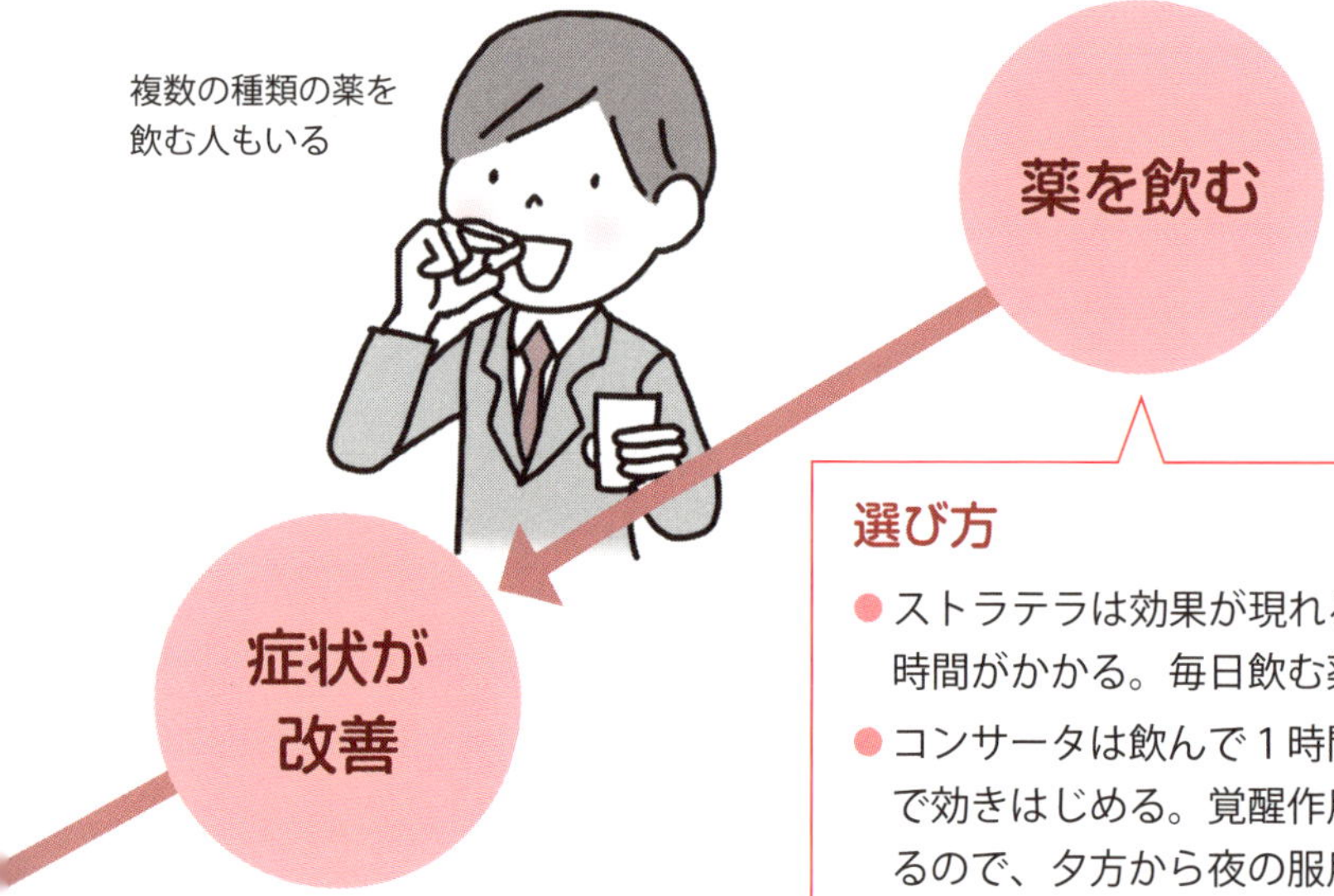
複数の種類の薬を飲む人もいる
薬を飲む
症状が改善

選び方

- ストラテラは効果が現れるのに時間がかかる。毎日飲む薬
- コンサータは飲んで１時間ほどで効きはじめる。覚醒作用があるので、夕方から夜の服用は不適切。平日だけ飲む人もいる
- 薬は医師が選んで処方する

Q 薬を飲み忘れてしまいます

A 飲み忘れた場合、気づいたときにすぐ飲んでいいかどうかは薬によるので、医師か薬剤師に確認します。あらかじめ薬を処方されたときに聞いて、薬袋などに書いておくとよいでしょう。

飲み忘れを防ぐには、薬を飲むタイミングを生活スケジュールに組み込むことです。毎朝飲む薬は、朝にやることのひとつとして、朝やることリスト（→P54）に組み込みます。市販の薬飲み忘れ防止グッズや、スマホで服薬管理アプリを利用する人もいます。

また、ADHD以外の薬を飲んでいる場合にも、飲み忘れには要注意です。

薬はＡＤＨＤを根本から治すものではない

薬が効く作用はそれぞれに違いますが、不注意などの特性による症状を緩和するだけで、ＡＤＨＤを根本から治すものでないことは共通しています。これまでの積み重ねの結果である自尊心の低下、自己否定感などを薬で改善させることはできません。やはり心理社会的治療の役割は大きいのです。

薬物療法の効果（症状の軽減）＊

プラセボ（偽薬）との差があるので、
本当に効果があることがわかる

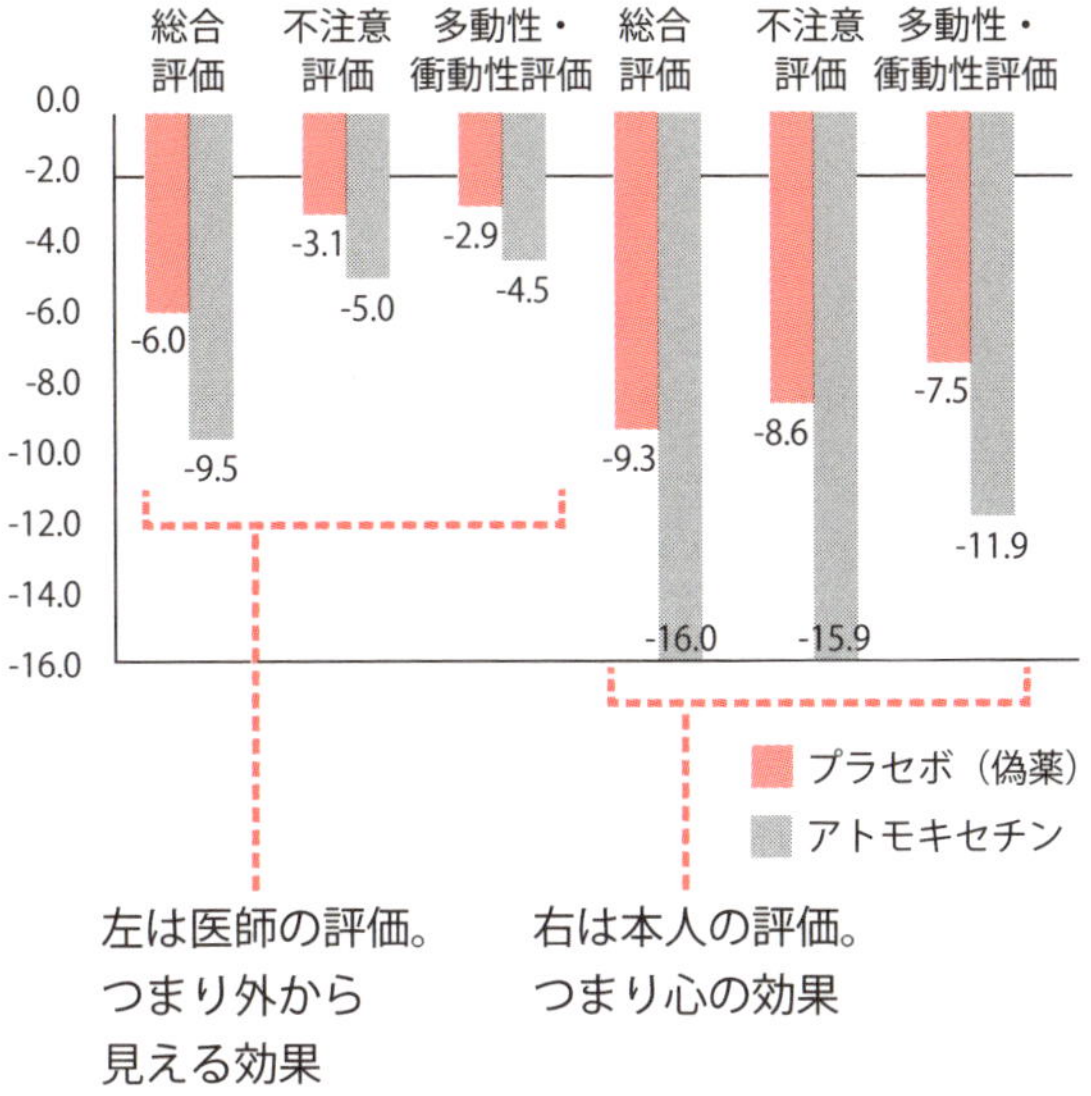
総合評価
不注意評価
多動性・衝動性評価
総合評価
不注意評価
多動性・衝動性評価
0.0
-2.0
-4.0
-6.0
-8.0
-10.0
-12.0
-14.0
-16.0
-6.0
-9.5
-3.1
-5.0
-2.9
-4.5
-9.3
-16.0
-8.6
-15.9
-7.5
-11.9
プラセボ（偽薬）
アトモキセチン
左は医師の評価。
つまり外から
見える効果
右は本人の評価。
つまり心の効果

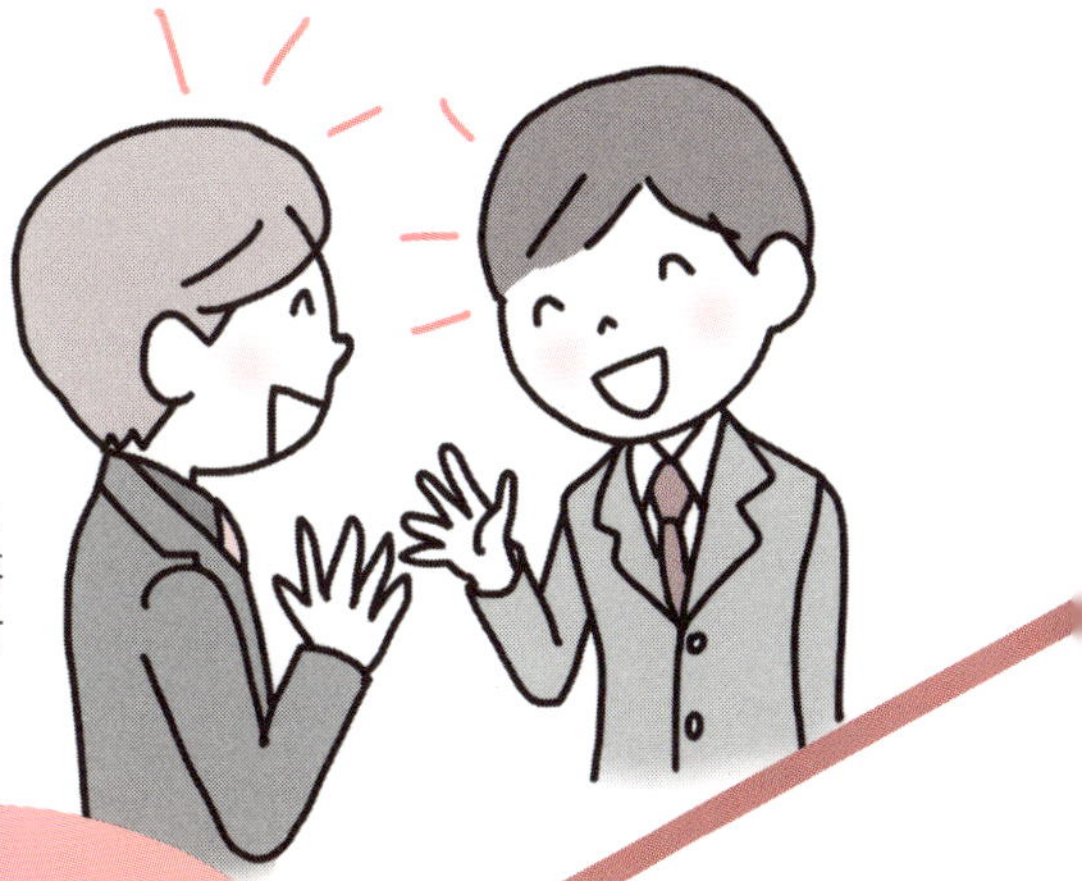

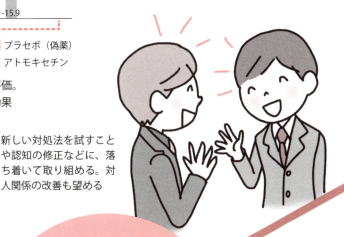

新しい対処法を試すことや認知の修正などに、落ち着いて取り組める。対人関係の改善も望める

スキルアップ
自尊心も徐々に回復してくる

適応できるようになる
不注意、多動性・衝動性が抑えられる。その間に、生活の工夫にも取り組んでおこう

薬物療法 ＋ **生活の工夫**

生活の工夫もして生きづらさから脱却しよう

＊ Michelson D., et al. Atomoxetine in adults with ADHD:two randomized, placebo-controlled studies. Biol. Psychiatry. 2003 Jan. 15;53(2):112-20.

ADHDと自閉スペクトラム症の併存

ADHDでは、自閉スペクトラム症が併存している人が少なくありません。しかし、この二つは症状が似ているため、併存しているのかどうか、鑑別するのは困難なことがあります。

自閉スペクトラム症の併存

ADHDに自閉スペクトラム症を併存している人がどのくらいいるかは、はっきりとはわかりません。報告によってまちまちです。

ADHDと自閉スペクトラム症の両方の診断基準を満たしているときに併存とみなされる

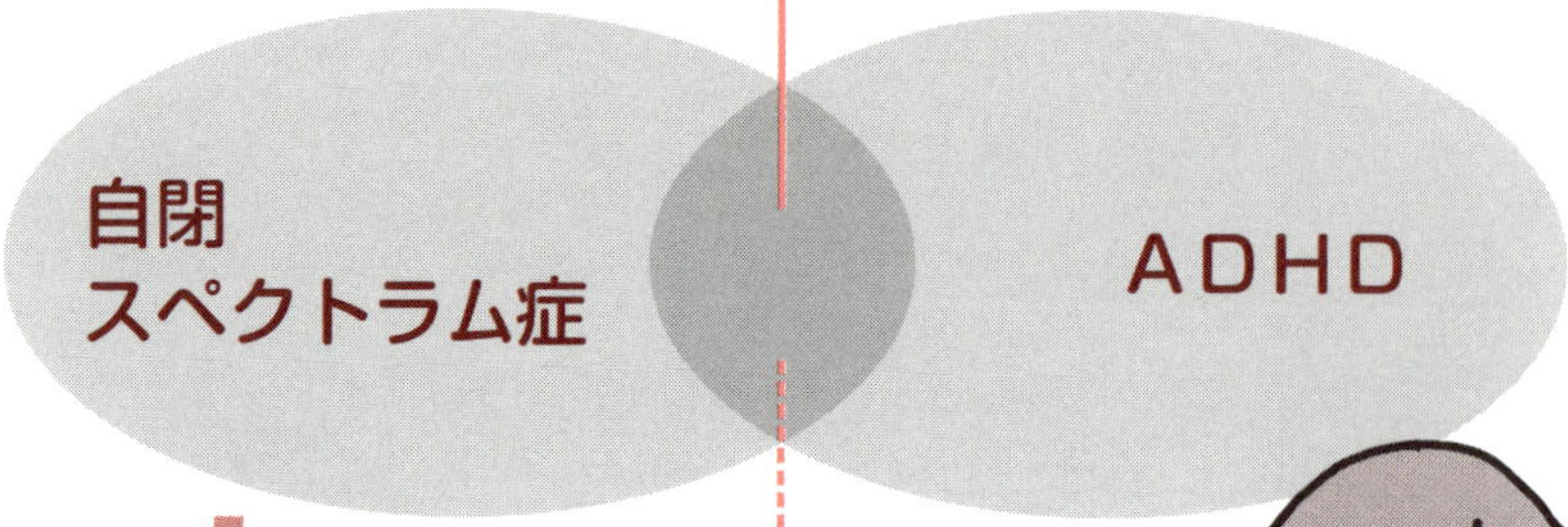

不注意があり、人とうまくつきあえないといったコミュニケーションの障害もある。併存していると両方の症状が現れる

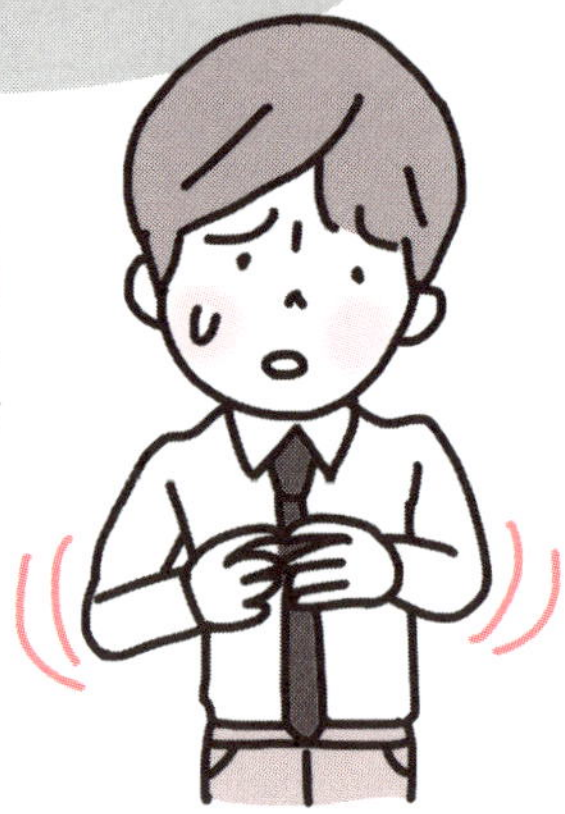

自閉スペクトラム症の特性は２つ

コミュニケーションや対人関係が苦手

目が合わない、会話がなりたたない、あいまいな指示や言外の意味が理解できないなど、社会性の障害。空気が読めない、常識がないなどといわれ、仕事や対人関係に支障をきたす

興味の偏りやこだわりの強さ

興味やこだわりをもつものが限定的で、とことん集中する。状況の変化についていけず、臨機応変が要求される仕事は苦手。要領が悪い、がんこといわれる

自閉スペクトラム症との違い

ＡＤＨＤと自閉スペクトラム症では、目に見える症状が同じでも、なぜそういった症状として現れるのかに注目します。

場にそぐわない発言

ADHD
状況をわかっていても、衝動的に発言してしまう

自閉スペクトラム症
状況がわからず、場違いな発言をする

視線を合わせない

ADHD
意識がそれて、視線が定まらない

自閉スペクトラム症
相手の目を見ながら会話をすることができない

動き回る

ADHD
多動性・衝動性のため、じっとしていられない

自閉スペクトラム症
状況に応じた行動ができない

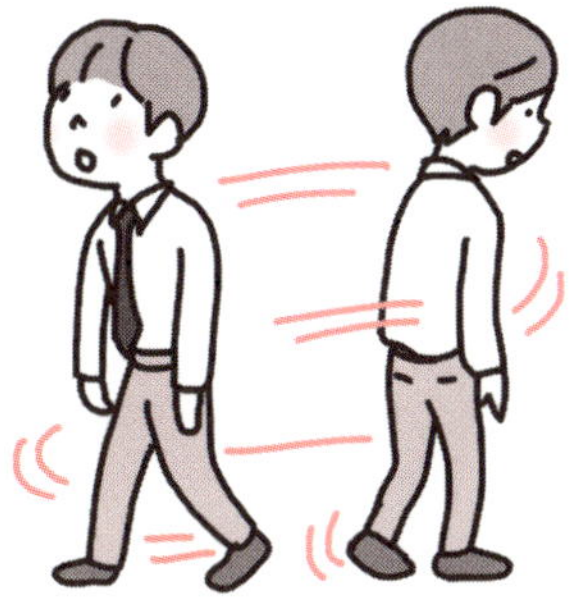

忘れ物が多い

ADHD
不注意の特性による

自閉スペクトラム症
持ち物を予測して準備することができない

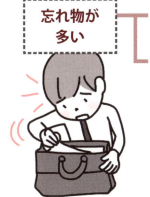

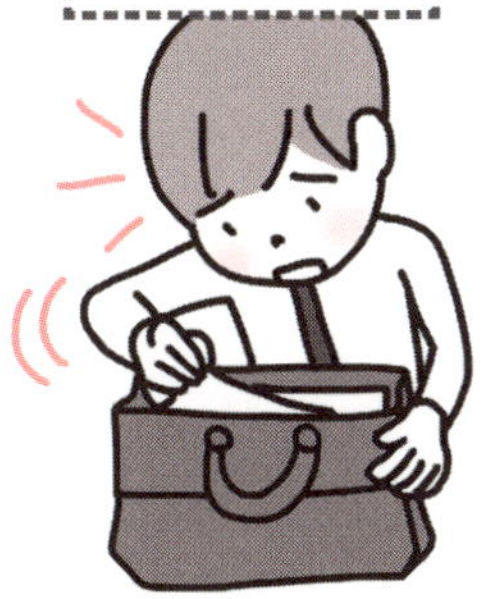

自閉スペクトラム症とＡＤＨＤの併存は多い

自閉スペクトラム症とＡＤＨＤの併存は多いといわれます。

ただ、両者の特性は混同されやすく、ＡＤＨＤと診断された人に、じつは自閉スペクトラム症が併存していたというケースも少なくありません。

また、ＡＤＨＤだけれど自閉スペクトラム症的というような、両方の診断基準を満たすほどではない人も珍しくありません。

症状の「もと」に注目する

ＡＤＨＤと自閉スペクトラム症の鑑別は難しいことです。しかし、両者は、なぜそういった症状が現れるかの「もと（理由）」が違います。例えば、なぜ対人関係がうまくいかないのかといった困難も、そこにある理由を考慮すれば、対応法もわかってきます。

自閉スペクトラム症については、講談社健康ライブラリースペシャル『職場の発達障害　自閉スペクトラム症編』などをご覧ください。

二次障害

依存症や不安症、うつ病がある人も

ＡＤＨＤの二次障害として、ほかの精神疾患を併存することがあります。失敗や自己否定などの経験の影響があるといわれていますが、もともとストレスに弱い脳である可能性もあります。

悪循環にはまると

ＡＤＨＤから二次障害を発症すると、ＡＤＨＤの症状が悪化するなど、悪循環にハマってしまうこともあります。もともとの発達障害への対応もしていかないと、治療がうまくいきません。

子どものころなら許されたミスも、職場では許されず、叱責されることに

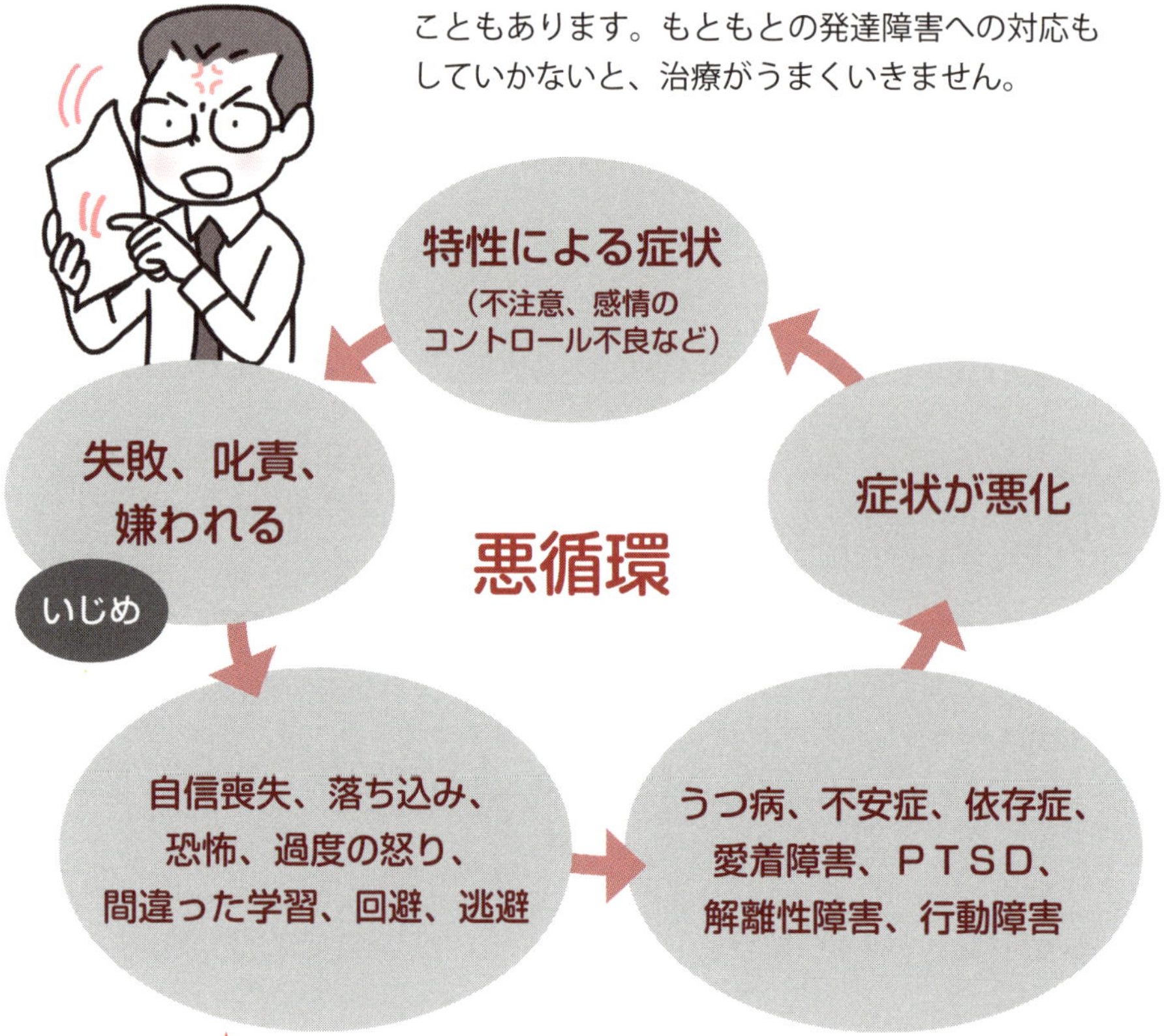

特性による症状
（不注意、感情のコントロール不良など）
失敗、叱責、嫌われる
いじめ
自信喪失、落ち込み、恐怖、過度の怒り、間違った学習、回避、逃避
うつ病、不安症、依存症、愛着障害、ＰＴＳＤ、解離性障害、行動障害
症状が悪化
悪循環

心がくじけてしまう

・自分に自信がないなかで、衝動的に相手に口げんかをふっかけて、追い詰めるほど言ってしまうこともある。相手がどう感じるかわかる人が多いので、罪悪感をもつ

・ミスをしないようがんばっても、ミスが続く。「まじめにやれ」と叱責され、無力感や自責感が強くなる。気分が落ち込んで抑うつ的になったり、常に不安にとらわれるようになったりする

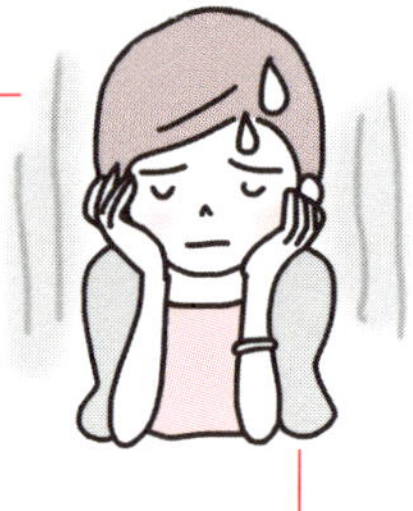

治療法

発達障害と精神疾患が併存している場合、より重症なほうの治療を優先させます。また、ＡＤＨＤの薬とＳＳＲＩなどの薬を一緒に飲むこともあります。もちろん単剤使用よりも注意が必要です。

うつ病

抗うつ薬、ＳＳＲＩ、ＳＮＲＩなどの薬物療法と、認知行動療法などの精神療法を中心に治療していく

不安症

ＳＳＲＩや抗不安薬を中心にした薬物療法、認知行動療法や暴露《ばくろ》療法などの精神療法を進めていく

依存症

刺激が好きでハマりやすいため、ギャンブル、アルコール、薬物への依存症を併発しやすい。近年ではネット依存が増加している

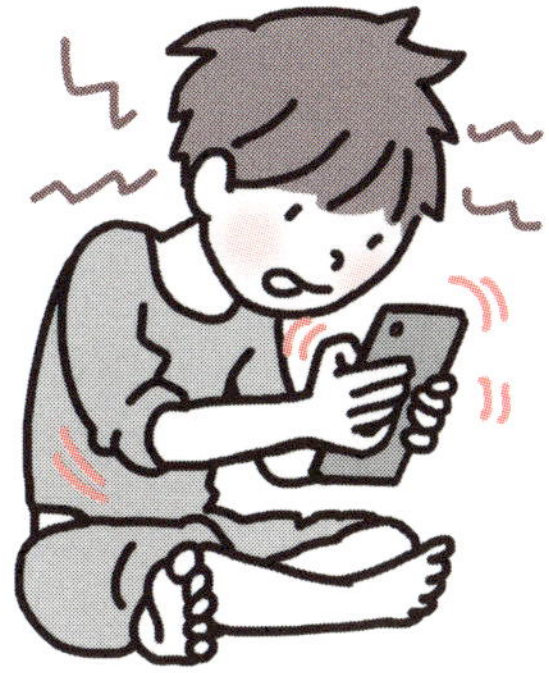

依存症に陥ってしまう前に、ほかの興味や習慣におきかえるようにしよう

お金のかかるもの、社会的に問題になるものには、最初から手を出さない！

二次障害に至る人の割合は高い

大人のＡＤＨＤの重要な特徴に、二次障害として精神疾患を発症する率が高いことが挙げられます。ある調査では、ＡＤＨＤの人のおよそ二〜四割に気分障害や不安症が併存していました。依存症の併存も少なくありません。

子どものころには問題にならなかった特性も、社会人になると支障をきたすことが多くなります。本人は「また失敗した」「相手を傷つけてしまった」などと自分を責め、深刻な不適応につながり、心の病を発症すると考えられています。

また、発達障害のある人は、健常者よりも精神疾患になりやすいという調査もあります。ここから、脳の脆弱性《ぜいじゃくせい》も関係している可能性が考えられます。

うつ病については、講談社健康ライブラリーイラスト版『新版 入門 うつ病のことがよくわかる本』、不安症については同『社交不安症がよくわかる本』などをご覧ください。

グループでやることに意味がある

発達障害の治療の一環として、ＳＳＴなどのデイケアをおこなう医療機関があります。発達障害の知識や、特性への対処法などを学びます。なにより、自分だけではないとわかることが大きな成果です。

デイケアとは

デイケアのプログラムは医療機関や支援機関によってさまざまです。よくおこなわれているのは、下記のようなものです。

ディスカッション

日常生活で困ったことや感じたことをテーマに話しあう。参加者が対処法や工夫したことを発表する。司会進行は臨床心理士や作業療法士が担当することが多い

例えば……

「しゃべりすぎて失敗」という課題を話しあう。「死んだほうがマシ」と感じたという意見や、それに対して「いつもダメなわけではない」などが挙げられる。これは認知行動療法でもある

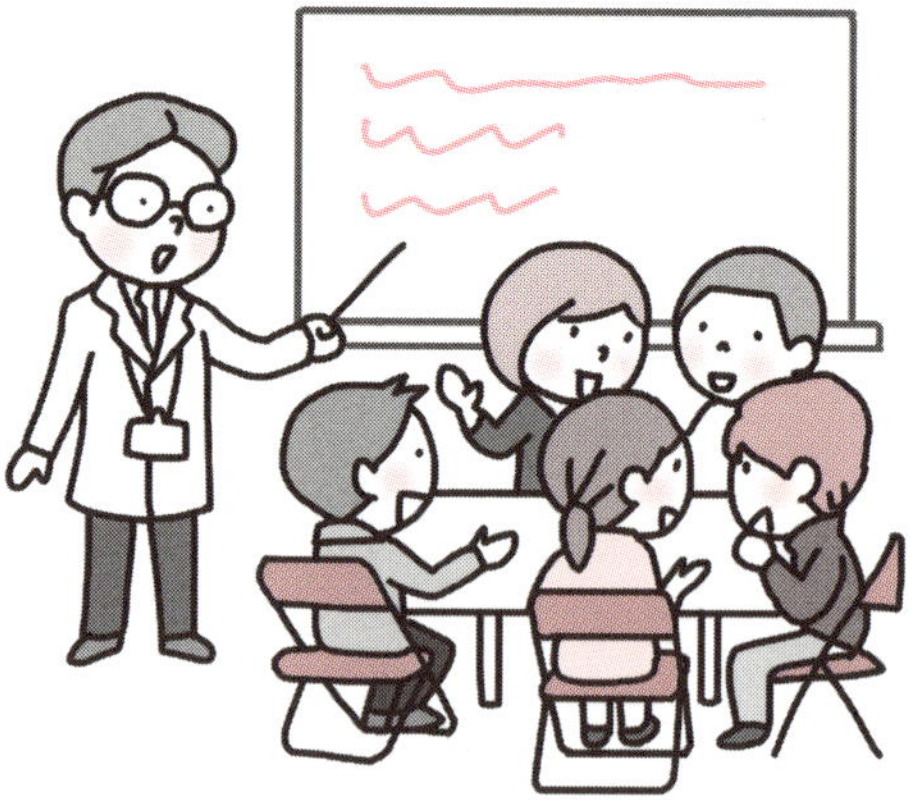

人の話を聞く、要領よく話すなど、会話の練習にもなる

ＳＳＴ（社会生活技能訓練）

対人関係をつくり、継続するために必要な技能（スキル）を学ぶ。場面を設定して動いてみる「ロールプレイング」をおこなうこともある

例えば……

上司と部下の役割で、遅刻したなどの状況を設定して場面を再現してみる。遅刻の言い訳を聞く上司の気持ちもわかる

社会に適応するスキルを身につける

ＡＤＨＤの治療の中心は、心理社会的治療です。ＳＳＴや認知行動療法などをプログラムに組み込んだデイケアをおこなっている医療機関もあります。不注意、多動性・衝動性による困難やその対処法、ストレスや怒りのコントロール法なども学びます。

ただ、ＡＤＨＤのデイケアはまだ少ないのが実情です。

自分だけじゃないと安心できる

実施機関にもよりますが、グループ形式で進めるところが多いようです。参加者が困難に感じて

デイケアの例

烏山病院では、発達障害専門プログラムとして大人のADHDの「ショートケア」をおこなっています。発達障害専門プログラムのあと、生活支援コースや就労準備コースに進む人もいます。

発達障害専門プログラム

自己理解を深め、認知行動療法を通して、自分を苦しめている思考をより適応的な思考に変える方法などを学ぶ。特性から起こる困難への対処法を話しあう

↓

生活支援コース

レクリエーションや軽作業を通して、生活リズムを整えること、仲間をつくることをめざす。発達障害以外の人も参加

↓

就労準備コース

就労や自立に向けて自信をつけることをめざす。コミュニケーションスキル、主体性、協調性、ストレスケアなどを身につける

↓

就職活動や就労支援機関へ移行する人もいる

ADHDのショートケア

プログラムは全12回。10人程度のグループ形式（2019年の例）

1 オリエンテーション
2 ADHDを知る
3 認知行動療法とは
4 不注意
5 不注意（計画性、時間管理）
6 不注意（忘れ物）
7 多動性
8 衝動性
9 衝動性（金銭管理）
10 ストレス対処法、気分転換、環境調整
11 対人関係（家族編＋職場編）
12 まとめと振り返り

いることを話したり、アイデアを出しあったりします。

これまでつらさをかかえてきたＡＤＨＤの人にとって、自分ひとりではないと気づくのは、心の安定につながります。自尊心や人への信頼感も回復していきます。

そうしたことから、グループでおこなうことに大きな意味があります。デイケアを受けられる機関が見つからなかったら、地域の保健所や主治医などに相談してみましょう。

効果の感じ方（本人の例）

- 共感を得られた
- 自己理解が深まった
- 孤立感がなくなった
- 自分を認められた
- 新しい対処法が見つかった
- 居場所があると感じられた
- 生きがいを感じられた

家族ができること

特性を理解し、苦手なところを手助けする

子どものころから特性があったものの、社会人になってからは問題続き。転職をくり返し、対人関係もうまくいきません。どうしたらいいかと、本人だけでなく、家族も悩んでいます。

孤立しやすいので家族の手助けが必要

家庭や職場でなにか問題があると、家族は本人の努力不足や、やる気のなさなど、気持ちの問題だととらえがちです。しかし、やらないのではなく、がんばってもできないことがあるのが、発達障害なのです。

発達障害は目に見える障害ではないので理解されにくく、孤立しがちです。本人は困っていても、ヘルプを求められないこともあります。大人ではなおさら、自分でなんとかしようとします。だからこそ、できること・できないことを見て、できない部分には、家族が手助けします。本人を責めず、焦らせず、が基本です。

逆に、できないことをすべてＡＤＨＤのせいにするのもよくありません。特性は本人の一部分にすぎないのだと考えましょう。

理解と手助けを

ＡＤＨＤの特性を知ることが第一歩ですが、個人差が大きいので、本人をよく見ます。困難や苦手なところには手助けを。特に、支援につなげていくことに、家族の手助けを要することが多いのです。

本人を理解しよう

- 身体障害と異なり、目に見えないので理解しにくい
- 特性が本人のやる気のなさや努力不足のように見える（先延ばしも特性のひとつ）
- なにか困難があると、本人は「自分が問題」、周囲は「本人が問題」と捉えてしまう
- 特性による困難には支援が必要
- 自尊感情が低い人、周囲へネガティブな見方をしている人も多い

本人は家族をどう感じているか（例）

- 家族は協力しあえる仲間
- 感情的なコミュニケーションがとれる関係
- 他者よりも自分を把握してくれる
- 安心できる存在

家族だけでかかえ込まない

子どものころから苦労してきた親、結婚してから悩んでいる配偶者など、家族は、うまくいかないことで自分たちを責めないでください。本人からヘルプを求められても応えられないこともあります。いったん保留にして、医療や福祉、行政などの支援を頼ってもいいのです。

家族の会へ参加するのもいい

烏山病院では発達障害のデイケアに参加している人の家族を対象にした会があり、情報交換や相談の場になっています。

病院やクリニックが家族の会を運営しているところは少ないのですが、市区町村など行政が会を設けていることがあります。会ごとの特徴があるので、参加を考えるなら、まず見学をするなど、自分たちに合っているかどうかを見てみましょう。

できることとできないことを知る

- 能力にアンバランスなところがあるだけで、すべてのことができないわけではない
- 手助けをしすぎると、できる部分までつぶしてしまう
- できないことには、本人も努力しているが、大人になってもできないことがある

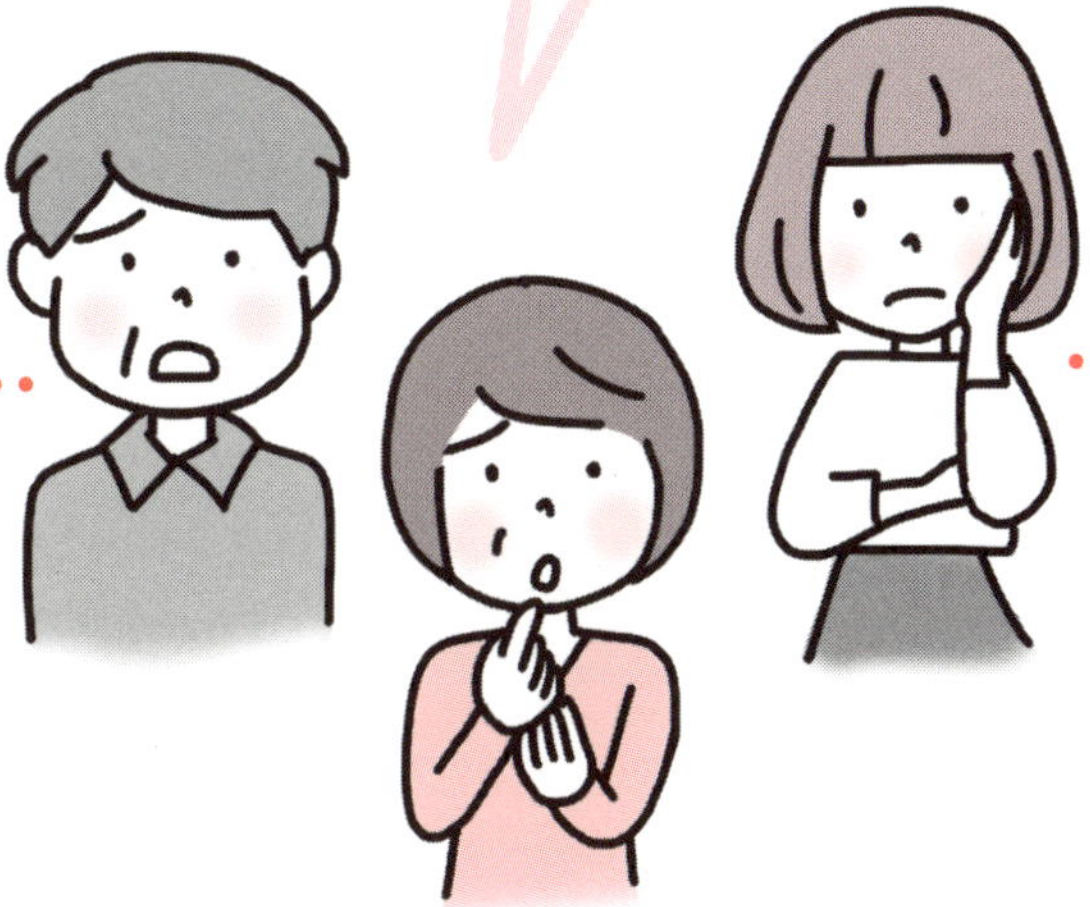

できるところはほめる

子どものころからほめられていない人も多い。100%できたときにだけ評価する（ほめる）のではなく、25%でもほめよう

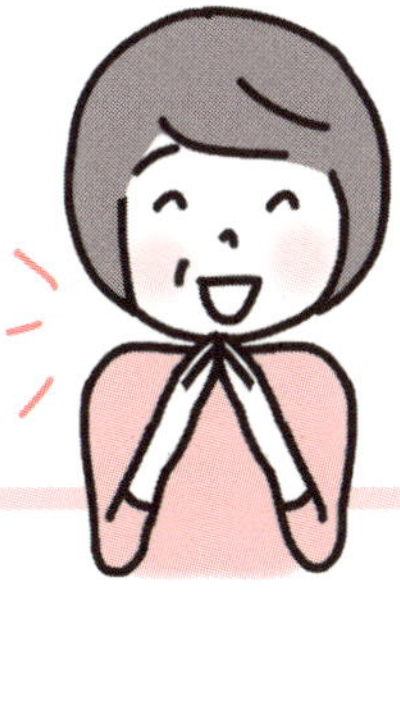

できないことを手助けする

例えば時間の管理が苦手な人には「あと10分で家を出る時間だよ」などとカバー

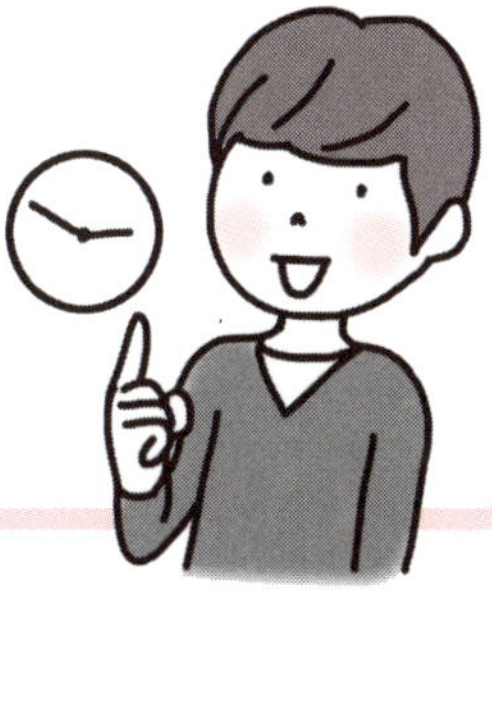

支援を受けながら働きつづけよう

ＡＤＨＤの人は転職することが少なくありません。働きつづけるためには、社会資源を知って支援を受けていくのもよいでしょう。なお、利用には手帳の取得が必要なものもあります。

社会資源

発達障害の人の就労や職場定着のための支援は、公的・民間ともに、増えてきました。

本人

よく使われる社会資源

ハローワーク

公共職業安定所。職業の紹介のほか、適性相談や研修なども

障害者就業・生活支援センター

就労、生活の相談、面接の同行、職場定着支援も

地域障害者職業センター

就労支援、ＳＳＴをおこなうほか、職場定着支援も

障害者総合支援法などの法律で支援することが定められている

そのほかの社会資源

発達障害者支援センター

地域若者サポートステーション

保健所

就労移行支援事業所

行政・福祉機関　など

医療機関

精神科病院、クリニック、デイケア、訪問看護など

人的資源

家族会、自助グループ、デイケアスタッフ、ピア・サポート　など

就労して働きつづけるために

ＡＤＨＤの人は、仕事に飽きた、対人関係でトラブルを起こしたなどがきっかけで転職することがあります。次に就職しても、なにか対策を講じておかないと、同じことのくり返しになりかねません。

社会資源を利用しましょう。就労後に一定期間試験的に働いてみる「トライアル雇用」や、企業と本人とをつなぐ「ジョブコーチによる支援」もあります。

障害者就労ではない場合、優先順位がわからないなど、弱点を伝えておくのもいいでしょう。発達障害がなくても、だれにでも弱点はあるものです。

職場定着支援

働きつづければスキルアップし、職場での存在感も重みを増すでしょう。職場定着の支援として、本人と企業との調整役になる、ジョブコーチがいます。

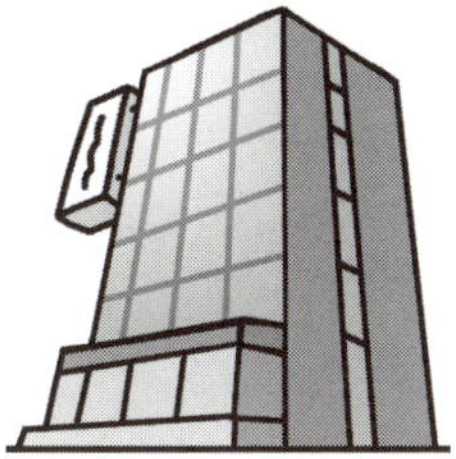

職場への支援

事業主や人事担当者などへ、障害者の特性に配慮した雇用管理や業務指示方法、環境整備を助言。上司や同僚などへも具体的に助言

本人への支援

職場に出向き、本人によりそいながら、仕事や対人関係を円滑にするための相談、助言などをおこなう。本人の困難を企業に伝えることもある

ジョブコーチ

障害のある人が就労したとき、数ヵ月間、職場に同行する。その後も定期的に相談、連絡調整などをおこなう。主に地域障害者職業センターから派遣

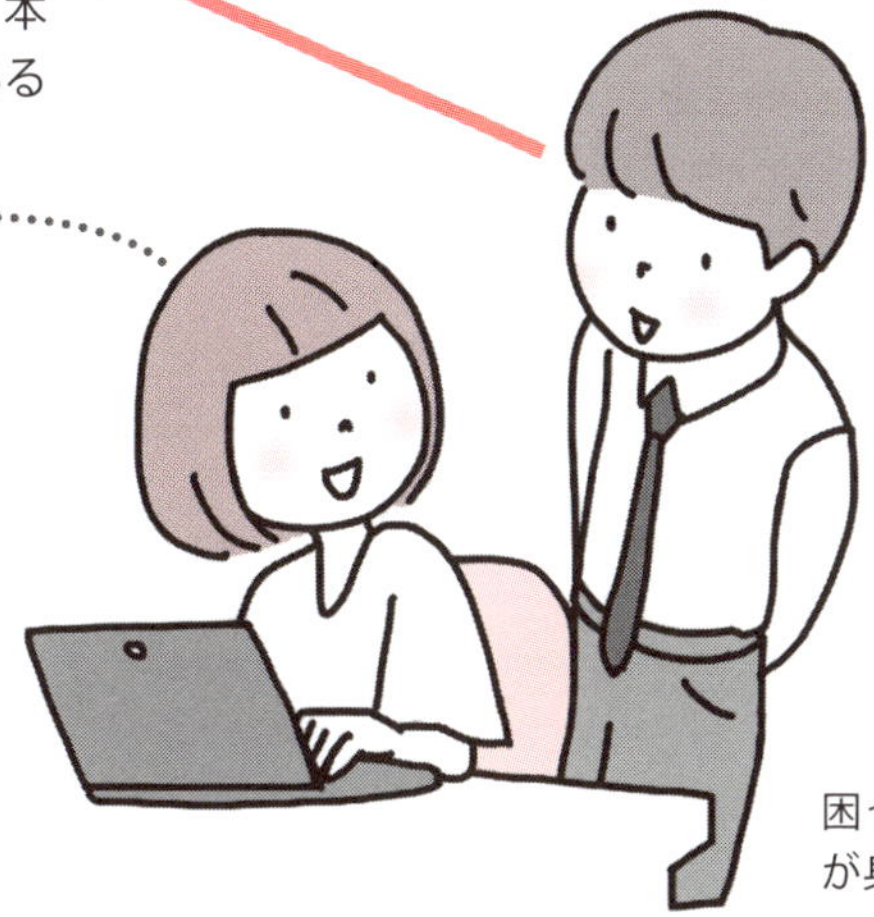

困ったとき相談できる人が身近にいるのは安心

障害者就労

精神障害者保健福祉手帳を取得し、就労する際に「発達障害があること」を雇用主に告げて就労すること

障害者就労

メリット

面接に同行してもらえる
仕事上の配慮が得られる
障害を知ってもらえて安心できる

デメリット

仕事内容が限られる

一般就労

メリット

求人数が多い
仕事内容が限られない

デメリット

障害を知られる不安がある
仕事上の配慮が得られにくい

民間の就労支援も

近年、民間の就労移行支援事業所が増えています。内容をみると、ある支援事業所では、本人の得意な点を見出し、苦手な点への対策をおこないます。実際の仕事を体験できる職業訓練や、数年にわたる定着支援をおこなうところも。ADHDと診断されておらず手帳がなくても、障害福祉サービス受給者証で受けられます。

COLUMN

発達障害の診断法や治療法の研究が進む

より確実な診断と治療のために

ＡＤＨＤか自閉スペクトラム症か、併存しているのか。専門家でも迷います。

その大きな原因として、発達障害の診断が、本人あるいは家族の主観的な訴えに左右されやすいことが挙げられます。本来は、脳の働きなどからみた生物学的な要因も診断の判断材料とすることが望ましいのですが、現状ではいずれも研究段階にとどまります。

将来は、発達障害だけでなくほかの精神疾患においても、生物学的な特徴をもとにした診断基準へ再編成されていくことが期待されます。ＡＤＨＤ、自閉スペクトラム症という診断カテゴリーも変わっていく可能性もあります。

また、生物学的に解明されることが、治療法の開発にもつながるといえるでしょう。

診断法の研究

MRI

発達障害者は健常者とは脳の活動やつながりのパターンが違う。それを見ることで発達障害の診断に役立つ可能性がある。ただ、個体差が大きく、実用にはまだ時間がかかる

診断法の研究

光トポグラフィ

脳の血流を見る検査。発達障害者は前頭前野の血流が低下している可能性がある。うつ病では、この診断法を取り入れている医療機関もあるが、発達障害ではまだ研究段階

治療法の研究

磁気刺激療法

磁気コイルを頭部にあてて電流を流し、脳内の神経細胞を刺激する方法。うつ病の治療に効果が認められており、発達障害の治療法として応用できないか研究中

■監修者プロフィール

太田晴久（おおた・はるひさ）

昭和大学附属烏山病院発達障害医療研究所准教授。2002 年昭和大学医学部卒業。昭和大学精神医学教室に入局し、精神科医師として勤務。2009 年より昭和大学附属烏山病院にて成人発達障害専門外来を担当。2012 年より自閉症の専門施設である UC Davis MIND Institute に留学。2014 年より烏山病院にて成人を中心とする発達障害の診療と研究を進め、2019 年より、現職。

■監修協力

横井英樹（よこい・ひでき）

昭和大学附属烏山病院発達障害医療研究所　臨床心理士

五十嵐美紀（いがらし・みき）

昭和大学附属烏山病院発達障害医療研究所　精神保健福祉士

● 編集協力　オフィス 201（新保寛子）
● カバーデザイン　岡本歌織（next door design）
● カバーイラスト　堀川直子
● 本文デザイン　南雲デザイン
● 本文イラスト　梶原香央里　千田和幸

健康ライブラリー

職場《しょくば》の発達障害《はったつしょうがい》　ADHD編《へん》

2019年11月26日　第1刷発行

監　修	太田晴久（おおた・はるひさ）
発行者	渡瀬昌彦
発行所	株式会社 講談社 東京都文京区音羽２丁目12-21 郵便番号　112-8001 電話番号　編集　03-5395-3560 販売　03-5395-4415 業務　03-5395-3615
印刷所	凸版印刷株式会社
製本所	株式会社若林製本工場

N.D.C.493　98p　21cm

ISBN978-4-06-517749-5

■参考資料

公益財団法人パブリックヘルスリサーチセンター主催
第６回健康教育研修会 太田晴久講演
「職場における発達障害―障害特性の理解に基づく支援―」

『最新醫學別冊 診断と治療のABC 130 発達障害』（最新医学社）
より五十嵐美紀、横井英樹ほか
「発達障害成人のグループトレーニングの実践」

『臨床精神医学』第46巻第10号（アークメディア）より
五十嵐美紀、横井英樹、岩波明「成人 ADHD の心理社会的治療」

『昭和学士会雑誌』第76巻第６号より
佐賀信之、五十嵐美紀、横井英樹ほか
「成人期注意欠如多動性障害患者における不安，抑うつ症状」

岩波明『発達障害と生きる』（講談社）

デイヴィッド・サダース M.D. &ジョセフ・カンデル M.D. 著、
田中康雄監修、海輪由香子訳
『おとなの ADHD―社会でじょうずに生きていくために―』（ヴォイス）

キャスリーン・ナデュー Ph.D ／パトリシア・クイン M.D. 編著、
沢木あさみ訳『AD/HD &セラピー』（花風社）

中島美鈴、稲田尚子
『ADHD タイプの大人のための時間管理ワークブック』（星和書店）

司馬理英子監修『「大人の ADHD」のための段取り力』（講談社）